睡眠障害の漢方治療とサプリメント

著

稲永和豊　安西英雄

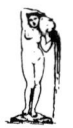

星　和　書　店

Seiwa Shoten Publishers

2-5 Kamitakaido 1-Chome
Suginamiku Tokyo 168-0074, Japan

序　文

　2003年3月23日，福岡において「最新の睡眠研究　国際フォーラム」が開かれた。その会議では世界の第一線において活躍している研究者の講演をきくことができた。1993年，米国の睡眠障害研究に関する特別委員会からアメリカの国会，及び厚生大臣に提出された報告は"目覚めよアメリカ"と題するものであった。この報告によると当時，約7000万人，米国民のおよそ4分の1が何らかの睡眠障害に悩んでおり，1990年には睡眠障害による実質的な損失は年額約2兆円に達しており，睡眠に関する諸問題は国民の健康，生産性，安全性に影響し，社会的，経済的な問題であるという。わが国においても睡眠研究の重大さが認識され，1996年から2002年3月まで科学技術庁によって「日常生活における快適な睡眠の確保に関する総合研究」が行なわれている。

　国立精神・神経センターでは体力作り財団や公衆衛生院との共同研究により，わが国の睡眠習慣及び睡眠障害者に関する疫学調査を行なっている。その結果によると日本人の睡眠時間は20歳以上の一般国民において，6-7時間が37.1%と最も多かった。睡眠の充足感も6-7時間が40.0%と最も多く，5-6時間でも睡眠が充足している人が15.5%存在した。成人の場合，個人差はあるものの7時間弱の睡眠時間が睡眠充足の目安になり，6時間を割ると睡眠不足を感じると言うことができる。調査対象者の21.4%が「何らかの不眠がある」と回答しており，そのうち中途覚醒が最も多かった。また年齢が高くなるほど障害を持つ割合が増大した。性差は明らかではなかった。生活習慣の要因の中で，運動の習慣の有無が不眠の発症に影響を与えていた。

　特に運動習慣の有無と中途覚醒は有意な関係にあり，運動を習慣的に行なうことで，中途覚醒を予防できるものと考えられている。また国立公衆衛生院の調査では，約20人に1人が過去1ヵ月間に何らかの睡眠薬を使用して

おり，高齢になるほど多くなることが明らかにされた。70-79歳では男女それぞれ8.7％（男性），11.7％（女性）で，80歳以上になると10.2％（男性），21.8％（女性）であった。寝酒を習慣とする人が中年男性に多いこと，睡眠薬を服用している高齢女性が多いことが報告されている。

　睡眠障害の中で最も頻度が高いのは精神生理的不眠であった。また最近注目される睡眠障害に睡眠・覚醒リズム障害と睡眠時無呼吸があげられている。睡眠覚醒リズム障害があると，きまった時間に眠りがとれないために，学校や会社に行くことができず，社会適応が困難となる。睡眠時無呼吸があると昼間の眠気，種々の心理的，生理的障害，特に昼間の著しい眠気や心臓血管系の病気の危険因子となる。

　さてわが国では睡眠研究は諸外国にくらべても基礎研究から臨床研究まで幅ひろく行なわれており，今後の発展が期待される分野である。筆者は大学勤務中教育，研究において漢方薬に関してはほとんど関心がなかった。しかし一般の診療所や病院においては漢方薬がひろく用いられており，漢方薬に対して無関心ではすまされなくなった。いつの間にか漢方薬に注目するようになり，最初に手がけたのが当帰芍薬散の老年期痴呆に対する治療研究であった。当帰芍薬散に関しては基礎的研究もかなり多く，研究を進める上でも好都合であった。

　当帰芍薬散はおもに更年期障害に用いられてきたが，老年期の種々の病態にも使用できることが明らかになってきた。その過程で高齢者，特に痴呆のある患者で睡眠障害に有効であることに気づいた。従来の睡眠薬では入眠に時間がかかっていた患者が当帰芍薬散を加えることによって入眠に要する時間が著しく短縮されることを経験した。このような日常の診療の経験から睡眠障害の治療に漢方薬を試みることを考えはじめた。それぞれの漢方薬でその効能効果がすでに示されているが，それ以上に適用する範囲が広い可能性があると考えるようになった。漢方医学の中にある「証」についての考え方も教えられるところが多かった。不眠の訴えのある体力のある患者（実証の患者）で大柴胡湯を用いてみると眠りがよくなるだけでなく，それまで家族

を悩ませていたいびきも消えた。この事実から睡眠時無呼吸症候群への適用の可能性を考えた。少なくとも軽症あるいは中等症の睡眠時無呼吸症候群ではこの期待の通りに効果がみられた。しかしこの症候群は実証でない人々にも見られることがわかり，他の漢方薬を考えねばならないこともわかった。睡眠時無呼吸症候群だけでなく，今後上気道抵抗症候群の漢方治療も研究しなければならない。睡眠時無呼吸症候群の一部にドーパミン受容体作動薬が有効なことがわかり，睡眠時無呼吸症候群の薬物療法の手がかりが得られてきている。

　睡眠障害にはこの他多くの種類があり，この本ではそれらすべての漢方治療についての成果を示すことができなかった。その点では「睡眠障害と漢方治療とサプリメント」という題名は適当ではないかもしれないが，睡眠障害の漢方治療に対する今後の発展への期待をこめて命名したものである。睡眠障害と生活習慣，特に食事とは密接な関連があり，なかでも睡眠時無呼吸症候群では肥満が大きく関係している。

　食事や最近のサプリメントの問題についてニューヨーク在住の薬学者安西英雄氏に分担執筆をお願いした。安西英雄氏は現在ニューヨークにあってわが国の漢方薬や生薬などの紹介，米国のサプリメントの現状などの研究にあたられている。

　筆者が睡眠障害に関心をいだいたのは，久留米大学医学部精神科において1981年わが国初の睡眠障害クリニックを開設し，多くの睡眠障害の治療にあたられた中沢洋一博士（現在名誉教授）とその共同研究者たちの永年の熱心な研究活動に刺激されたことによるものである。また中沢洋一博士のあとを継いで教室を主宰されている前田久雄教授のもとでも引き続き睡眠障害の研究が行なわれ，久留米大学のセンターがわが国における重要なセンターとなっていることは喜ばしいことである。

　定年後，筑水会病院，神経情報研究所において研究を続けることができたのは，医療法人社団筑水会理事長の國芳雅広氏はじめ共同研究者の方々のご協力によるものである。衷心よりお礼を申し上げる。

なお最近の睡眠障害の問題については早石修監修小林裕子著「眠りの悩みが消える本」(日本経済新聞社) がわかりやすく専門外の人でも読みやすい本である。

2004 年 5 月

稲 永 和 豊

も く じ

序　文　*iii*

第1章　眠りの今昔 ……………………………………………… *1*
  1. 昔の人の眠り …………………………………………………… *1*
  2. 惰眠のいましめ──益軒の「睡眠と養生」── ……………… *3*
  3. 眠りは非生産的──エジソンの信念（その1）── …………… *4*
  4. 眠りは非生産的──エジソンの信念（その2）── …………… *5*
  5. 夜の恐怖 ………………………………………………………… *7*
  6. 照明の変遷 ……………………………………………………… *9*
  7. 睡眠研究のはじまり──脳波の発見── ……………………… *10*
  8. 睡眠中の脳波の変化 …………………………………………… *11*
  9. 睡眠不足の時代 ………………………………………………… *12*
  10. 居眠りする日本人 ……………………………………………… *13*

第2章　漢方医学の特徴 ………………………………………… *17*
  1. 漢方医学の誕生 ………………………………………………… *17*
  2. 漢方医学の特色──診断と治療── …………………………… *18*
  3. 養生訓にみられる漢方医学の考え方──特に「気」について── …… *22*
  4. 「心身一如」の考え方 …………………………………………… *23*

第3章　不眠症に使われる漢方薬 ……………………………… *27*
  1. 不眠症によく用いられる漢方薬 ……………………………… *27*
  2. 漢方薬の薬理 …………………………………………………… *30*
    1) 中枢神経に作用する漢方生薬　*30*
    2) 薬理学からみた漢方薬の抗不安作用　*31*
    3) 終夜睡眠ポリグラフ検査による研究　*34*
  3. 漢方薬による治療例 …………………………………………… *35*
    1) 当帰芍薬散　*35*
    2) 加味帰脾湯　*48*

3）加味逍遥散　*51*
　　　4）抑肝散　*52*
　　　5）黄蓮解毒湯　*53*
　　　6）柴胡加竜骨牡蛎湯　*54*
　　　7）不眠，その他の漢方薬　*58*
　4．更年期の睡眠障害に用いられる漢方薬　*59*
　5．その他の不眠症　*64*

第4章　いびきの漢方治療　*67*
　1．いびきはどうして起こるか　*67*
　2．いびきの疫学　*68*
　3．いびきをかく人の症状の訴え　*71*
　4．いびきに効く漢方薬　*73*
　　　1）大柴胡湯　*73*
　　　2）柴胡加竜骨牡蛎湯　*78*
　　　3）その他　*80*
　■いびきについての相談：質問（Q）と答え（A）　*83*

第5章　睡眠呼吸障害の漢方治療　*89*
　1．閉塞性睡眠時無呼吸症候群（Obstructive Sleep Apnea Syndrome: OSAS）　*89*
　2．上気道抵抗症候群（Upper Airway Resistance Syndrome: UARS）　*95*
　3．中枢性睡眠時無呼吸症候群　*97*
　4．睡眠時無呼吸の漢方治療　*99*
　5．閉塞性睡眠時無呼吸症候群の漢方治療　*100*
　6．薬物によって起こる無呼吸　*120*

第6章　その他の睡眠障害　*123*
　1．概日リズム睡眠障害　*123*
　　　1）時差症候群による睡眠障害　*123*
　　　2）交替勤務による睡眠障害　*124*
　　　3）睡眠相後退症候群　*124*
　　　4）非24時間睡眠覚醒症候群　*125*

5） その他のリズム障害　*125*

　2．むずむず脚症候群と周期性四肢運動障害······················*126*

　　1） むずむず脚症候群（Restless Legs Syndrome: RLS）　*126*

　　2） 周期性四肢運動障害（Periodic Limb Movement Disorder: PLMD）　*127*

■ 用語解説（漢方関連）···*131*

第7章　睡眠障害とサプリメント·····················*135*

　1．サプリメントの考え方···*135*

　　1） 健康食品の隆盛　*135*

　　2） 健康食品の行政上の位置づけ　*136*

　　3） 食品の3次機能と生活習慣病　*138*

　　4） サプリメントとトクホ　*139*

　　5） よいサプリメントを選ぶには　*140*

　2．不眠症のサプリメント···*142*

　　1） メラトニン（Melatonin）　*143*

　　2） バレリアン（Valerian）　*145*

　　3） カバ（Kava）　*146*

　　4） セントジョンズワート（St. John's Wort）　*148*

　　5） ジンセン（Ginseng）　*150*

　　6） カモミール（Chamomile）　*151*

　　7） パッションフラワー（Passion Flower）　*152*

　　8） ホップ（Hops）　*153*

　　9） レモンバーム（Lemon Balm）　*154*

　　10） その他のサプリメント　*155*

　　11） アロマセラピー　*156*

　3．その他のサプリメント···*159*

　　1） その他の睡眠障害のサプリメント　*159*

　　2） ダイエットのサプリメント　*159*

　　3） インスリン感受性を高めるサプリメント　*164*

　4．不眠症と食品···*165*

　　1） 不眠症によい食品　*165*

　　2） 避けたほうがよい食品　*166*

　　3） 就寝前の食事　*168*

付　録

● 睡眠障害の種類と治療 ································· 173
　1．加齢による睡眠の変化　*173*
　2．睡眠障害は老人でなぜ増えるか　*174*
　3．不眠患者への問診　*174*
　4．睡眠時随伴症　*176*
　5．睡眠障害の種類　*178*
　6．不眠の薬物療法　*181*
　7．睡眠障害に対処する指針　*182*

● 低周波──ツボ療法── ································· 184
　1．ツボとは何か　*184*
　2．パルス（低周波）療法　*185*
　3．7ヘルツの周波数によるツボ刺激　*185*
　4．7ヘルツパルスによる治療の試み　*186*
　5．治療例　*157*
　6．新しく改良されたパルス・エッグ　*189*

● 埋め草 ································· 193
　1．「随筆イビキ博士」をめぐって　*193*
　2．鼾（いびき）の記録　*195*
　3．池松武之亮の残した教え　*196*
　4．いびき音の種類　*197*

あとがき　*199*

第1章 眠りの今昔

1. 昔の人の眠り

　人の一生の3分の1を占める睡眠については，昔からどの程度のことが知られていたのであろうか。眠りに入ると目が覚めるまで，眠っている間のことは誰もおぼえていない。しかし眠りの中で起こる夢については昔から多くの記録があり，「夢語り，夢解きの中世」という本をみると，古代人も中世の人々も夢には深い関心を持っていたことがわかる[1]。
　わが国の代表的な古典のひとつである「徒然草」[4]をみてみよう。夜と眠りに関する記載は3箇所にみられた。
　上巻第133段：清涼殿の中の天皇の御寝所である夜の御殿では，枕の方角について述べている。東枕とか北枕がどうだとかいったことが書かれている。今日でも枕の方角を気にする人々があることに驚くのである。
　下段第191段：夜になってからはどんなものでも見ばえがしないというのは間違いで，夜になるといろんなものが見ばえがするという。
　下段第218段：仁和寺で夜間本堂の前を進行中の，下級の法師に狐が3匹とびかかってかみついたので，刀を抜いて1匹はつき殺し，残る2匹は逃げてしまったという話が書かれている。
　不眠についての記事はないかと探してみたが見当たらない。

「病の草紙（異疾草紙）」という鎌倉時代の作品には「大和国葛城下郡に片岡という所に女あり。とりたてて病むところなけれど夜となれども寝入らることなし。夜もすがら起きゐてなによりもわびしきことなりとぞいひける」という記載がある。またある男は「すこししづまれば，ゐながら睡る。人のいかなる事をせぬも知ることなし。まどゐの時まことに見苦しかりけり。これも病なるべし」という記載がある。昼間の過眠症で原因はナルコレプシーや睡眠呼吸障害によるものかもしれない。この草紙には精神神経系の病気や，身体病の記載もあるという。

松尾芭蕉の「おくのほそ道」の中に「飯塚の里」の一節がある。芭蕉が門人の曽良を伴って「おくのほそ道」の旅に出たのは元禄2（1689）年3月27日のことであった。5月1日，あちらこちらに端午の節句を祝う紙幟がひるがえっていた。その夜は飯塚に泊まった。温泉があるので，湯にはいってから宿を借りたところ，土間に筵を敷いているような粗末な貧しい家である。灯火もないので，いろりの火の明りを頼りに寝床をとって寝た。夜になってから雷が鳴り雨がひどく降って，寝ている上の方から雨漏れがして蚤や蚊に刺されて眠るどころではない。そのうえ持病まで起こってきて，その苦痛に気も失うほどであった。そのうち短い夏の夜もどうにかやっと明けたので，また旅立った。と書かれている[7]。これは眠りをとるのには不適切な場所で，しかも雷雨となり，さらに持病の苦痛までが加わったために起こった不眠である。日常に起こる不眠ではない。

夢の記録は多いのに，不眠症に関する記録はあまり見出せない。

あとで述べるが，睡眠研究者は睡眠障害の急激な増加は近代化の過程で起こったものと考えている。昔の人がどんな眠りをとっていたかは昔の記録をみても明らかにすることはできない。しかし今日の睡眠障害と同じような苦しみを昔の人が経験していないという証拠もない。

あくまでも推測であるが，昔の人も睡眠環境の不適切さや，身体病による苦痛，そしてまた心理的な原因による不眠など，現在と同じような苦しみを経験していたにちがいない。ただその一般人における罹患率は今日における

よりはるかに少なかったにちがいない。

2. 惰眠のいましめ──益軒の「睡眠と養生」──

貝原益軒（1630-1714）の養生訓は，正徳3（1713）年，約300年前，益軒83歳のときに書かれたものであるが，益軒はその中で「睡眠と養生」について述べている。益軒によると人には3つの欲があると言い，飲食の欲，好色の欲，睡眠の欲をあげている。その中で飲食と色欲を慎むことはよく知られているが，睡眠の欲をこらえて，眠りを少なくすることが養生の道であることを説いたことは意外に知られていない。益軒は眠りを多くとることをいましめているのである。

　益軒の考えでは，睡眠を少なくすれば病気に罹らなくなる。睡眠が多いと元気が停滞して病気になる。睡眠が少ないと元気がよく循環するようになるという。ここで元気と呼んでいるのは当時の漢方医学の重要な概念である。気は人を生き生きとした状態に保つのに必要なものである。気が生命活動の根源であるという考え方は古くからあったが，気は自然界に充満し人体のすみずみにゆきわたっている空気であるという。益軒は「昼寝は最も有害であるが，日暮れて間もなく寝ると飲食したものが消化しきれないので害になる。特に朝夕において飲食がまだ消化しないで，元気がまだ巡らないときに早く寝ると，飲食が停滞して元気を害する」といましめている。

　益軒はまた「怠けて寝ることを好むくせがつくと，睡眠が多くなってこらえられなくなる。……つねづね睡眠を少なくしようと努めれば，習慣になって自然に睡眠が少なくなる。日頃から少なく眠る習慣をつけることが大切である」と述べている。

　益軒によると，養生の方法は，勤むべきことをよくつとめて，身を動かし，気をめぐらすことが大切である。勤めることをしないで，寝ることを好み，身をやすめて怠けて動かないのは不養生で，はなはだしく害になる。長く安座し，身を動かさないと，元気が循環しないで，食欲がなくなり病気になる。

特に寝ることを好み，眠りの多いのはよくない。食後の散歩は必要で，かならず数百歩歩いて気をめぐらし，食べたものを消化させることである。すぐに眠ってはいけないと言う。つまり益軒の教えは無駄な睡眠，おそらく惰眠と呼んでよいような長い時間の眠りをとることをいましめたものであろう。益軒の生きた時代は照明も不充分で，太陽が沈むとともに一般の人々は眠るより他に仕方がなかったのであろう。益軒の生きた時代には適切な指針であったと考えられる。

益軒の記載の中には少なく眠るなどという表現があるが，その当時としてどの程度の時間を眠ることを意味したのか明らかでない。

3. 眠りは非生産的——エジソンの信念（その1）——

「私は1日に18時間働きます。そういう生活をもう45年も続けているのです。私は今でも毎日18時間働いており，あと20年はこの生活を続けるつもりです。私が18時間も働けるのは，食事の量と睡眠時間を極力少なくし，血管をまったく圧迫しない衣服を身につけているからです」とエジソンはファンレターの返事によくこう書いた。65歳のエジソンは相変わらず夜遅くまで働くという生活習慣を続けていた。毎日，労働者と同じように研究所への出勤時と退勤時にタイムレコーダーを押すのが誇りだった。1912年9月10日付のタイムカードによると，その週の勤務時間の合計は実に111時間48分にもなったとエジソンは述べている。

エジソンは1847年2月11日，雪の降りしきる夜に，オハイオ州ミランで生まれた。小柄で耳が不自由であったため少年アルバ（エジソン）は小さな田舎町の小学校で級友からいじめを受けた。10代で志を立て，南北戦争が終わると電信技師として身を立てた。その後はニュージャージーの田舎にひきこもり，小さな工場で電球と蓄音機を発明し，世界中の人々の注目を集めた。その頃のエジソンの睡眠時間は4時間にも満たなかったと言われている。エジソンは頭痛を訴えることもあったし，風邪もひいた。中耳炎に

罹ったこともあるし，まったくの病気知らずではなかった。エジソンは「肉体というのは機械の一部分にすぎません。機械にいい仕事をしてもらうと同時に，機械の状態を良好に保つためには，手入れの仕方を心得ておく必要があります。そのくらいのことは，経験豊富な人間なら誰でも知っていることです」と言っている。エジソンは充分に油を注してある高性能のエンジンと同じように，余分な燃料を消費しないようにつとめた。朝食には羊の肉を少々と，トーストに1杯のコーヒー。昼食にはいわしのフライを2切れか，アンチョピーのペーストを塗ったトーストと紅茶と時にはリンゴ1個，デザートに食べるものはアップルパイかパイ類の菓子であった。少量の食べ物を充分に咀嚼した。固いものや野菜類を食べるときには特によく噛むようにした。食物から摂取する栄養をエネルギーとしてうまく使い果たすことを考えていた。気分のすぐれないときにはまったく食べ物を口にしなかったのは，稼動しない機械に燃料を注ぎ込んでも無駄だと考えたからである。身長が約173cm，体重は80kg前後でやや肥満していた。エジソンは悩みのない暮らしを送るために「常に忙しく働き続け，養生法をきちんと守る」ことを心がけた。非生産的で不必要なことを考える暇もないように，常に忙しく働くことを考えた。

1. 眠りは非生産的——エジソンの信念（その2）——

　エジソンは睡眠に対して否定的な見方をしていたが，スタンレー・コレンはエジソンのこの考え方は仕事に対する彼の強い倫理観によるものだと解釈している[6]。眠りに長い時間を費やすのは怠け者か有閑階級に限られる。このような考え方は当時の人々に共通していたという。

　　6時間眠るのは労働者
　　7時間眠るのは学者先生
　　8時間眠るのは愚か者かやくざ者　いずれもまるで役立たず

とにかく眠りすぎは無益であり，不道徳であるとエジソンは考えていた。睡眠は非生産的であり，頭脳の働きを中断させるものであるという考えを表明している。しかしエジソンが偉大な人物であっても，現在の時点で考えるとエジソンの眠りに対する考えは誤りであり，主観的であると言わねばならない。自動車の大量生産を成功させたヘンリー・フォードがある日エジソンの研究室を予約なしに訪れたところ，エジソンは昼寝中であったという。一説によると，エジソンは毎日2回ずつ昼寝をしないとやってゆけなかったという話まであり，エジソンの眠りが本当に4時間であったかどうか疑わしい。

非生産的と言われた睡眠の不足から今日では多くの問題が発生してきているのである。睡眠は人生の3分の1を浪費するだけの何の役にも立たないものであると考えるのは誤りである。エジソンは晩年糖尿病とブライト病（蛋白尿を主症状とした腎臓病）に罹っていた。その頃はまったく耳もきこえず，入浴は週に一度だけで，運動しても何の役にも立たないと考えており，噛みタバコを常用し，また数本の葉巻を吸い，牛乳とオレンジジュースしかとらず，便秘がちで，医者がレントゲン検査をすすめても検査を受けることにまったく同意しなかった。あまり協力的でない患者であったようだ。1931年9月尿毒症を起こし，意識の混濁が続いた。いよいよ最後の時が近づいた頃に昏睡状態になった。1931年10月18日，84歳でエジソンは永遠の眠りについた。

エジソンは自らの発明による電球のもたらす恩恵を多くの人々が受けていることに満足していた。彼は「自動車でスイスの国じゅうをまわり，小さな町や村を訪れる機会があったが，そこでわたしは住民に対する人工的な明かりの効果に注目した。水力発電と電燈が導入されている場所では，人々の知能は一般に高かった。そうして設備が普及しておらず，住民たちが鶏とおなじように太陽が照らす間だけ起きていて，暗くなると寝てしまう場所では，人々の知能はずっと低かった」と述べている[6]。独断的な結論のように思われる。

5. 夜の恐怖

　幼児期に夜の恐怖をおぼえる人は多い。文学作品を読むとその中に多くの例をみることができる。

　「銀の匙」は中勘助が 1911（明治 44）年の夏，信州野尻湖畔において書いた作品である。この作品は夏目漱石によって子供の世界の描写としてすぐれたものであることが認められ，高く評価された。後篇は大正 2 年の夏叡山で書かれ，漱石はこれを前篇よりさらに高く評価したと言われている。その中に子供のいだく恐怖心をえがいた文章が 2 ヵ所ある。

　　この臆病者には行灯(あんどん)というものがなんとなく気味がわるい。ねむたい目をみはって床の中からながめていると丁字がしらを心に紡錘形にたってる炎がきれの長いひとつ目にみえ，また鼻のさきを焦がしそうに顔をつっこんで燈心をかきたてる伯母さんの影法師が行灯の紙に途方もなく大きくうつるのをみればなにかが化けてきているのじゃないかという気がした。伯母さんは引き出しへマッチをしまいながら火に誘われて焼け死んだ虫たちの後生のためにお念仏をとなえる。私はまたあかりのとどかない床の間の天井に魔がいるような気がしてねむれないことがあった。

また次のような文章もみられる。

　　こちらへこしてからも私は三日にあげずにこわい夢におそわれ夜(よる)よなか家(うち)じゅう逃げまわらなければならなかった。そのひとつは，空中に径一尺ぐらいの黒い渦巻(うずまき)がかかって時計のぜんまいみたいに脈をうつ。それが気味がわるくてならないのを一所懸命こらえてるとやがてどこからか化け鶴が一羽とんできてその渦巻をくわえる。というので，もうひとつは，暗やみの中でなにか臓腑(ぞうふ)のようにくちゃくちゃともみあっている。

と，それが女の顔になってばかみたいに口をあけはなし，目をぱっとあいて長い顔をする。かと思えばその次には口をつぶって横びろくし，目も鼻もくしゃくしゃに縮めて途方もないぴしゃんこな顔になる。そんなにして人が泣きだすまではいつまでも伸び縮みするのであった。そのようにおそわれてばかりいるのは伯母さんのおとぎ話のせいだろうという疑いがおこったのと，ひとつにはまた寝間をかえてみたらというので，私は父のそばに寝ることになったが，毎晩父が話してくれる宮本武蔵や義経弁慶などの武勇談もなんのかいもなく，化けものはおやじぐらいは屁とも思わずに相変らずやってきた。先の寝間には床の間の天井に魔がいたが，こんどの部屋では柱にかかった八角時計が一つ目になり，四本の障子が大きな口になってみせた。

あとの文章は夜の恐怖というよりも夢の中の恐怖である。

北原白秋が幼少年期の体験を描き出した第二詩集「思ひ出」の序文「わが生ひたち」には幼児期の白秋が脅えた夜の恐怖が次のように述べられている。

　私は夜というものが怖かった。何故こんな明るい昼のあとから夜という厭な恐ろしいものが見えるか，私は疑った。さうして乳母の胸に犇と抱きついては眼の色も変るまで慄いたものだ。真夜中の時計の音はまた妄想に痺れた。Tonka John の小さな頭脳に生胆取の血のついた足音を忍びやかに刻みつけながら，時々深い奈落にでも引っ込むやうに，ボーンと時を点つ。

Tonka John（トンカ・ジョン）というのは大きな海産物問屋であり，造り酒屋である北原家の大きい坊っちゃんという意味で白秋自身のことである。夜の暗闇が人々の心に恐怖を引き起こしたことはたしかである。

6. 照明の変遷

　江戸時代までの夜は想像以上に暗かったのではあるまいか。夜盗が出没するのに適した暗さであったにちがいない。江戸時代までさかのぼらなくても筆者の子供時代は提灯の明りを頼りに田舎道を歩いたことをおぼえている。夜の暗さは 0.01 ルクス以下になると闇となる。満月の夜の照度は 0.25 ルクスほどもあり，この程度の明るさだと大きな文字を読むことができる。暗闇は人々の心に恐怖と不安を引き起こす。何とかして夜の闇を明るくしたいと人々は思ったにちがいない。昔焚き火は最も簡単な光源であった。物を燃やすことによって明るさをつくり出すことができた。

　1784 年に石油ランプがつくられた。この石油ランプが日本に輸入されたのは明治維新直前だと言われている。わが国では燭台，提灯，行灯（あんどん），灯台などが用いられていたが，種油，ろうそくが光源として用いられていた。

　石油ランプはそれにくらべると非常に明るく感じられた。その次に現われたのはガス灯である。1792 年にガス照明が発明され，1813 年から 10 年間にガス灯はイギリスの主要都市に行きわたった。ガス灯が日本に入ったのは明治のはじめごろであった。わが国でガス灯は 1897（明治 30）年頃から大正のはじめにかけて用いられた。

　白熱電球は 1870 年代に何人かの研究者によって試作されたが，イギリスではスワンが最初に白熱電球を発明したことになっているという。アメリカではエジソンが 1879 年 10 月にメンロ・パークの研究所で白熱電球点灯の盛大な公開実験を行なっている。世界中ではエジソンの白熱電球発明の日をもって電球発明の日としている。今世紀になってフィラメントが炭素線からタングステンにかわり，より明るい光を出すことがわかり，タングステン電球は 1910 年代から最もひろく用いられるようになった。その後蛍光灯が開発され，アメリカでは 1938 年 4 月に販売をはじめた。

　日本における蛍光灯の普及はかなりおくれて 1950（昭和 25）年からであ

るが，その明るさによって急速にひろがっていった。

　世界の夜がどれほど明るいかは，今日，ひと目でみることができるようになった。アメリカ空軍の人工衛星から観測された夜間の地球画像をもとにして，世界の夜の光り方を示す世界地図がつくられた[2]。先進国の都市は明るいが，アメリカ，カナダなどの北米大陸の都市が最も明るく，ヨーロッパと日本の都市はその次に明るかった。人類は夜の暗闇の恐怖から逃れることはできたが，電力問題，地球環境問題とともに睡眠障害の増加という問題の解決をせまられることになった。

7. 睡眠研究のはじまり――脳波の発見――

　睡眠の生理学的解明が飛躍的に進展したのは，1924年ドイツのイエーナ大学の精神医学者ハンス・ベルガーが脳波の記録に成功して以来である。ベルガーは人間の頭蓋上に電極を付けて，微小な電位変動の記録に成功したが，当時は電気的な測定装置の感度も充分でなく，その電位変動が脳から発生したものかどうかについては，多くの学者は疑いの目でみていたようである。

　この電位変動は，精神が安定している状態では，1秒間に10回振動する10ヘルツの正弦波を示し，振幅は30-50マイクロボルト（1マイクロボルトは100万分の1ボルト）程度である。

　そんな微小な電位変動が10ヘルツで繰り返し現われるのをみたとき，ベルガー自身も驚いたことであろう。筆者も，自ら組立てた増幅器によって，はじめて10ヘルツの規則正しい脳の電位変動をみたときの感動はいまでも忘れることができない。

　その後ケンブリッジ大学の有名な生理学者エドガー・エードリアンによってベルガーの発見が支持された。

　これによって世界中の学者がはじめて人間の脳から電気活動が発生していることを認めるようになった。以後，脳波はベルガーの業績を讃える意味でベルガー・リズムとも呼ばれたこともあった。

精神状態が安定しているときに現われる毎秒10回前後の電位変動をアルファ（α）波といい，この変動が連続して出現するので，アルファリズムとも呼ばれている。アルファ波の周波数は毎秒8‐12回で10回が最も多い。目を閉じて静かにしているとき，特に後頭部からアルファ波（アルファリズム）が最もよく現われる。ところが目を開くと，とたんにアルファ波より振幅の低い速い波であるベータ（β）波が現われる。これは13‐26ヘルツの波である。一方アルファ波よりゆっくりした4‐7ヘルツのシータ（θ）波があり，健康な人でも若い人でよくみられる。シータ波よりさらにゆっくりした3ヘルツ以下のデルタ（δ）波は，覚醒した健康な成人ではみられない。デルタ波は眠りが深くなったときに現われる波で，成人で，睡眠時以外にデルタ波が現われたときは病的な過程を疑う必要がある。

8. 睡眠中の脳波の変化

　脳波が発見されるまでは，睡眠状態を調べるためには揺り動かして目覚めさせるか，寝息などを調べて睡眠の深さを判断することが多かった。しかし，睡眠中に脳波が眠りの深さに伴って刻々と変化することがわかり，脳波の変化によって睡眠の深さを分類することが考えられるようになった。

　まず目を閉じていても，目覚めているときは8‐12ヘルツのアルファ波が出現している。ウトウトしかかると，アルファ波が急速に減少し，かわって低振幅の4‐7ヘルツの波が現われる。これが睡眠の第1段階である。

　さらに寝息をたてるほどの眠りに入ると，シータ波のほかに紡錘波と呼ばれる12‐14ヘルツの波が群れをなして断続的に出現する。これが睡眠の第2段階である。

　眠りがさらに深くなると3ヘルツ以下のデルタ波が出現するようになり，これが脳波全体の20‐50％を占めるようになる睡眠の第3段階で，中程度の深さの眠りとなる。

　そして，3ヘルツ以下，75マイクロボルト以上のデルタ波が50％以上を占

めるようになると，眠りはさらに深く，これを第4段階と呼んでいる。第3段階と第4段階は，徐波すなわちシータ波，デルタ波が目立つことから徐波睡眠と呼んでいる。

　以上からわかるように第1段階から第4段階まで，眠りの深さは徐波（それも振幅の大きい）の出現量に比例している。しかしその一方で，眠りの深さと脳波の性質がこの法則に従わない特殊な睡眠段階がある。その脳波は，浅い眠りである第1段階に似ているが，観察していると，眼球が左右にはやく動き，目覚めはじめたのではないかと思うほどである。この時期がレム睡眠と呼ばれる段階である。速い眼球の動きが起こるので Rapid Eye Movement 睡眠と呼ばれる。Rapid Eye Movement の頭文字をとってレム（REM）睡眠と呼ばれ，1953年シカゴ大学において発見された。第1から第4段階までを，レム睡眠ではないという意味でノンレム睡眠と呼んでいる。

9．睡眠不足の時代

　睡眠が不足すると，注意力や集中力，その他記憶力も落ちる。スタンレー・コレンはサマータイムの時間変更の時期を選んで，1986-88年にかけてアメリカで，1991-92年にかけてカナダで起こった交通事故件数を調べている。アメリカでの調査では，サマータイムで時間が変わる前の週，変わったときの週，その次の週のそれぞれ4日間に起こった事故死の件数をみている。春にサマータイムになり，睡眠時間が減った週には死亡者数が増加していた。なんと6％の増加であった。カナダでは，春にサマータイムに変わり，1時間睡眠時間が減った直後に事故が増加しており，秋に1時間睡眠時間が増えると事故件数が減っていた[6]。

　著者自身の睡眠不足による出来事を述べる。1982年6月，米国ラトガース大学において開かれた国際シンポジウムに出席したときのことである。自分の発表の番になって，係りにスライドの映写を依頼した。ところがスライド係りはまだスライドを受けとっていないという。あわてて思わず上衣のポ

ケットに手を入れてみると、なんとスライドがまだポケットの中におさまっているではないか。そのことを告げると会場は大きな笑いにつつまれた。なんということだ。こんなミスは今までしたことがないのにと思った。このミスでむしろ会場の雰囲気を和らげるのに効果があったと心の中で言い訳をした。

ジェット・ラグによって、このようなミスが起こりやすいことはかなりの人が経験していることかもしれないが、やはり睡眠不足によってこのようなことが起こりやすい。

著者が大学在職中、組合との徹夜の団体交渉が時々行なわれたりしたが、朝早くやっと解放されて車で帰宅していたとき、赤信号を無視したことがある。比較的見通しのよいところで他に車がなかったので問題はなかった。思考力の低下、判断ミスなどが睡眠不足によって起こりやすいことはよく知られていることである。

医療事故がしばしば報道されているが、医師や看護師のミスに睡眠不足がどの程度関係があるのか詳しい分析は行なわれていない。

トラックやその他交通機関の勤務者たちは睡眠不足によって重大な危険や災害を起こしかねない。今日一般市民の睡眠時間は約7時間であるというが、その個人が必要とする睡眠時間を充分にとっていない人々が多いにちがいない。

貝原益軒が述べた惰眠をむさぼることへのいましめ、エジソンの眠りは非生産的だという考えは、その時代には人々に抵抗なく受け入れられたかもしれないが、今日では適切な主張とは受け入れられない。

10. 居眠りする日本人

外国人から日本人はよく居眠りをすると言われる。最近のように国際会議などが世界の各地で開かれると居眠りする日本人がよく目につくらしい。筆者自身も居眠りする日本人の一人であるからそのことを否定はしない。しかし日本人だけがそうなのかと反論したくなる。

私の親しい英国生まれの友人に話してみたところ，10年近く日本で心理学の研究を続けている彼も居眠りする日本人という印象を否定はしなかった。オーストリア生まれで，ウィーン大学東アジア研究所で講師をしているブリギッテ・シテーガは日本の大学での留学中の観察から「居眠りする日本人」論を書いている[12]。

　まだ日の高いうちに眠ることは，少なくともヨーロッパでは怠惰な証拠だとされており，まして授業や仕事の最中に眠るなど考えられないという。ヨーロッパでも南の国々ではシエスタという昼間の眠りの時間があるが，それは公共の場での居眠りではない。

　シテーガによると，彼女の出席した国連食糧農業機関（FAO）の会議でも，居眠りする日本人代表の姿がみられ，彼らはたびたび気持ちよさそうに舟を漕いでいたという。それをみたフランス代表は「きっとお腹でもこわしたのだろう」。「いや，時差ぼけだよ」とアメリカ代表が意見を述べた。

　海外で開かれる国際会議に出席すると，現地についた翌日，講演をきいていると，膝の上に置いた書類が突然音を立てて床に落ち，はっと目を覚ますことがある。時差ぼけ（ジェット・ラグ）を克服するにはかなり工夫がいる。しかし日本人の居眠りは時差ぼけが考えられない状況でもよくみられるという。

　それでは「日本人の居眠り」の本当の原因は何であろうか？

　いくつかの仮説が考えられている。そのひとつは睡眠不足解消のための仮眠としての居眠りであり，高度成長以降の忙しい日本社会の産物であるという仮説である。この仮説は国民の睡眠に関する調査でももっともらしい説である。日本人の日中の仮眠は睡眠不足とストレスが原因のようだという結論はすぐに出せそうであるが，本当に日本人だけが睡眠不足とストレスに悩まされているのであろうか。

　ここで「居眠り」という言葉の定義を考えてみる必要がある。居眠りとは，居ながらにして眠るのである。眠りの深さ，時間，姿勢とは無関係に，他のことをしながら眠るのが居眠りである。おそらく外国人の目につくのは電車

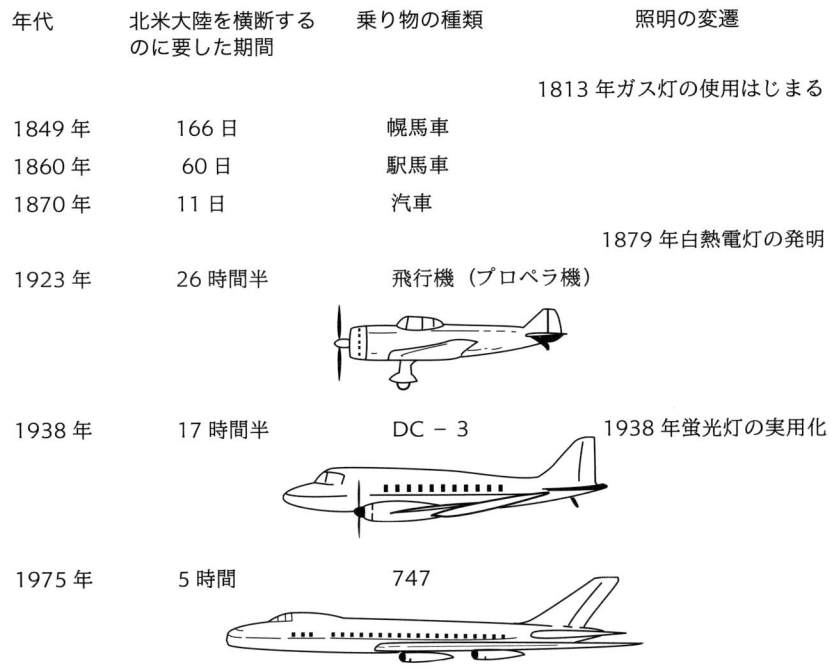

図 1-1 1813 年から 1975 年にかけて起こった交通機関の高速化と照明の変遷 (Penry, K. 博士が抗てんかん薬の開発の進歩について描いた図表を参考にして作成したもの)

の中，会議中（特に国際会議中）に居眠りする日本人の姿であろう．公の場で居眠りできるのは「日本は安全な国だから」という理由をあげると，我々日本人は何となく納得できて，自尊心をきずつけられないですむのである．

《文献》
1) ニール・ボールドウィン，椿正晴訳：エジソン．三田出版会，1997．
2) 乾正雄：夜は暗くていけないか　暗さの文化論．朝日選書，朝日新聞社，1998．
3) 貝原益軒・伊藤友信訳：養生訓．講談社学術文庫，講談社，1991．
4) 兼好法師，奈良岡康作訳注：徒然草．旺文社，1988．
5) 北原白秋：おもひで．財団法人北原白秋生家保存会，1999．

6) スタンレー・コレン，木村博江訳：睡眠不足は危険がいっぱい．文芸春秋社，1996．
7) 松尾芭蕉，久富哲雄訳注：おくのほそ道．講談社学術文庫，講談社，pp.105-107，1993．
8) 中勘助：銀の匙．岩波文庫，1998．
9) 小田晋：日本の狂気誌．講談社学術文庫，講談社，1998．
10) 大熊輝雄：脳波とその臨床応用．大原健士郎・渡辺昌祐編：精神科・治療の発見．星和書店，1988．
11) 酒井紀美：夢語り・夢解きの中世．朝日選書，朝日新聞社，2001．
12) ブリギッテ・シテーガ：居眠りする日本人．選書メチエ編集部：ニッポンは面白いか．講談社，2002．
13) 横尾文子：北原白秋　ふくおか人物誌 (3) 西日本新聞社，1996．

第2章 漢方医学の特徴

1. 漢方医学の誕生

　地球上には，無数の天然の薬物が存在している。特に植物界に多くのものが見出されている。人類は大昔から病の恐怖とたたかいながら偶然にあるいはこまかい観察によってそれらの薬物を発見することができた。

　人類は地球上に出現したときから種々の病気に悩まされた。その苦しみを取り除くために薬物を探索し続けてきた。

　アヘンはケシの抽出成分であるが，アルコールは別にして精神に作用する薬物として最も古くから用いられてきた薬物である。オピエート作用を持ったケシの抽出物に関すると思われる記録が中東のスメリア地方で発見されているが，紀元前4000年のものであると鑑定されている。古代ギリシャ人は慰安と医療の目的でアヘンを用いた。紀元前9-8世紀のホメロスの「オデュッセイア」には植物からつくられたペンテという憂いを忘れる薬物が静かな心地よさと幸福感，眠気と睡眠をもたらすことが述べられている。

　ローマ文明におけるアヘンの重要性は，眠りのローマ神であるソムヌスが，しばしばケシの絞り汁を入れた容器を持っている姿が描かれていることからも理解できる[7]。

　東洋では中国の漢民族が体系的な病気の治療法を確立した（中国医学の誕

生）。治療に用いた薬物を中薬（漢薬）と呼んだ。この中国医学が5世紀のはじめに，朝鮮半島を経て日本に伝来し，17世紀江戸時代初期頃から日本独自の研究が行なわれ，漢方医学と言われるようになった。その治療に用いられる薬物は漢方薬と呼ばれた。

　その後日本で独自に開発された薬物も数少ないながらあり，これを和薬と呼び，漢薬を一緒にして和漢薬と呼んでいる。

　今から180年ほど前に天然物の中から近代薬が発見され，種々の新薬が次々と生まれている。

　漢方医学では「医食同源」，つまり薬と食の源はひとつであるという言葉があるが，歴史的にみると理解できることである。漢方という言葉は，オランダ医学が日本に伝えられ，それを蘭方と呼んだのに対して，奈良朝以来日本に伝えられた中国医学につけられた日本名である。

　漢方では病気の学問的追求よりも病気の患者の治療を目的としている。

　漢方では病気を診るのでなく，病人を診るという基本的な方針が確立している。漢方医学は治療学であり，また近代医学で無視される危険のある人間と人間のふれあいを大切にする。

2. 漢方医学の特色──診断と治療──

　漢方医学は証候（証を見極める）学であり，その治療法は随証（証に従う）治療であると言われている。漢方独自の症状の観察，思考，治療法である[4]。

　漢方医学の特徴は，生薬を用いて治療することである。現在はエキス製剤が普及している。複数以上の生薬を一定量ずつ組み合わせて用いる。それぞれの生薬の量を決め，それらを組み合わせてひとつの方剤にするのにどのような試行錯誤があったのであろうか。永い年月をかけた経験の積み重ねによって現在の方剤が完成したのである。その間の先人の探索の結果生まれたのが現在の姿である。

　患者の体力，体質などによって薬に対する反応が異なるので，患者の体力，

症状の把握が重要である。

　同じ病気であっても，患者の体格や症状によって用いる方剤が異なり，異なった病気であっても，同じ治療を行なうことがある。

　「証」は西洋医学でいう症状や症候とはちがっており，ある病的状態において出現する複数の症状の統一概念であり，「証」が決まると，ただちに治療の方針が決まるのである。「証」を決めることによって西洋医学の診断，治療方針というふたつの段階を一度に行なうことになる。

　「証」は「虚証」と「実証」とに分けられる。虚証と実証の見分け方は表2-1のようである。これは藤平の著書より引用し，一部字句のみを変えた。これをもっと簡単にすると表2-2のようにまとめることができる。成田[5]は表2-3のように「証」の概念を体質的な証と症候的な証とに分けて示している。

　また最も基本的な体質的な虚実の証を表2-4にまとめて示している。漢方においては証の診断がどの方剤を用いるかの決め手となる。

　虚というのは中がうつろなこと，実とは中がつまっていることである。ふつう体力の強弱という意味で用いられるが，患者の闘病反応の強弱という意味で用いられることもある。

　陰陽というのは，新陳代謝が活発な場合は陽，新陳代謝が低下している場合は陰と表現する。例えば炎症がある場合，発熱があれば陽証であり，発熱がなく悪寒のみの場合は陰証であると考える。

　症状が起きている部位を表わすのに，表裏内外と言うことがある。表は体表，裏は深部臓器を指している。

　漢方医学では，病気の原因となるのは気血水(きけつすい)の異常によるものと考える。気血水は体内を循環しているもので，それがうっ滞したり，偏在したりして病気を起こすと考える。

　気血水の中で気は他の血や水よりも高次のもので血や水を制御すると考えられている。病気のはじめには気の異常がみられ，病気の経過とともに血や水の異常がみられることが多くなる。

　気の概念はひろく用いられており，日常的にも使用されている。

表 2-1　虚証と実証の見分け方

	実　証	虚　証
体格	筋肉質である	やせ，軟弱
元気	元気があり，張り切っている	元気がなく，疲れた感じ
肩	いかり肩	なで肩
くび	太くて短い	細く長い
顔	赤い，あぶらぎっている	青白く，かさついている
目	生き生き	力がなくうつろ
声	太くて大きい	細くて小さい
髪	黒くてつやがある	つやがなくかわいている
あご	えらがはって角ばっている	あごはとがり，ほっそりしている
へそ	大きく深い	小さく浅い
指	節が太く全体的に大きい	細くやわらかく小さい
腹部	押すと弾力がある	押すとやわらかい
皮膚	つやがある	つやがない
つめ	つやがある	しまが入ったりしている
脈	充実して力強い	弱く細い
食欲	旺盛である	少食である
のど	喉が渇いて水をよくとる	水分のとりかたは少ない
汗	汗をかきにくい	汗をかきやすい
胃腸	丈夫	弱い
排便	便秘がち	下痢しやすい
舌	風邪などにかかると乾燥する	風邪などにかかると湿潤している
姿勢	力強く歩く	ねこ背ぎみで前かがみ
感情	怒りっぽい	気分の動きがない

藤戸健：漢方薬のすべて．より引用，一部改変．

表2-2 簡易「証」見分け方

	実　証	虚　証
体　格	筋肉質, 頑強	やせ, 軟弱
元　気	元気がある	元気がない
声	声は大きく太い	細くて小さい
腹　部	押すと弾力がある	押すとやわらかい
顔　色	赤ら顔　あぶらぎっている	青白く, かさついている
排　便	便秘がち	下痢しやすい

表2-3　証

1. 体質的な証
   a. 解剖学的個体差
   b. 免疫学的個体差
2. 症候的な証
   a. 患者の自覚症状
   b. 漢方臨床診断による他覚的症状

表2-4　虚実の証

	実　証	虚　証
体　格	筋肉質, 固太り	やせ型, 水太り
顔　貌	眼に力がある	眼に力がない
皮　膚	弾力があり艶がある血色がよい	色白で弾力がない
腹　部	腹部は厚みがあり緊張がよい 胃腸は丈夫で便秘がち	腹部は薄く柔らかい 胃腸が弱く軟便に傾く
機能性	力強い声 積極的, 活動性 頑丈な質	弱々しい声 消極的, 疲れやすい 蒲柳の質

3. 養生訓にみられる漢方医学の考え方——特に「気」について——

「気」の概念は東洋医学では重要なものであり，血，水とともに重視されてきた。気というのは有形の万物を生みだし，変化させ，やがて無に帰するものであり，形を機能させているものである[6]。

大塚[6]によると日本的な色彩の強い漢方が開花したのは，吉益東洞らが活躍した江戸時代の17，8世紀であったという。吉益東洞は1702年に生まれ，貝原益軒は1630年に生まれ，益軒が約70年前に生まれていたことになる。益軒は江戸時代初期から中期にかけての偉大な儒者であり，益軒の著した「養生訓」はその当時の東洋医学の考え方を充分にとり入れたものであった。養生訓の中には「気」に関した記載が多く，「気から百病生ず」「丹田に気を集める」「気を養う術」「気の循環」その他の記述がみられる。

「呼と吸と」と題し次のように書かれている。

　　呼吸はひとの鼻からたえず出入りする息のことである。呼は出る息で，身体の内にある気を吐き出すことである。吸は入る息であって，外気を吸うことである。

　　呼吸はひとの生気である。呼吸がなくなると死ぬ。ひとの体内にある気は天地の気と同じであって，内外あい通じている。ひとが天地の気の中にいるのは，魚が水中にいるようなものである。魚の腹中の水も外の水と同じく出いりしているのである。ひとの体内にある気も天地に満ちている気と同じであるが，がしかし体内の気は内臓にあるので古くなってよごれている。天地の気は新鮮で清らかである。だから，ときどき鼻から外気を多く吸いこむとよいのである。吸いこんだ気が体内にいっぱいになったならば，口から少しずつ静かに吐き出すこと，荒々しく吐き出してはいけない。これは古くよごれた気を吐き出して新しい清らかな気を吸いこみ，新しい気との取り換えであるからである。

これを実行するときは，身体を正しくして上向きに臥し，足をのばし，目を閉じて手をしっかり握り，両足を5寸（約15センチ）くらい開いて両ひじと体との間隔を同じく5寸くらいになるようにする。一昼夜の間に1，2度行なう。

長い間実行すれば効果が現われるであろう。気を安らかにして行なわなければならない。

4.「心身一如」の考え方

漢方では「心身一如」という言葉があるように，精神と体が切り離せない関係にあることを主張してきた。漢方ではもともと精神的要因を重視しており，特に「気」を調整，強化する各種の「気剤」は種々の心身症に用いられている。

この考え方は西欧の哲学者も支持しているようにみえる。例えばダニエル・デネット[1]の次のような考えがある。

> 身体には，自分の大部分が含まれている。意義，才能，記憶，気質などいまある自分を形づくっているものの多くが神経系に含まれているのと同様，身体にもたくさんつまっている。デカルトによる悪名高い心身二元論が残した影響は，学問の世界をとびこして日常生活にまでおよんでいる。
>
> "この選手は心身ともに準備がととのっている"とか"身体はどこもわるくない。問題は心だ"といった表現がよい例である。デカルトと対立する哲学者のあいだでさえ，心（すなわち脳）は身体の主人か水先案内人のように扱う傾向が根強く残っている。
>
> よくありがちなこうした考え方に陥ると，重要な選択肢を見落としてしまう。脳（つまり心）は数多い臓器のひとつであり，比較的最近になって支配権を握ったという考えである。つまり脳を主人とみなすのでなく，

気難しい召使ととらえ，脳を守り，活力を与え，活動に意味を与えてくれる身体のために働くものだと考えないかぎり脳の機能を正しく理解することはできないのである。

さらに次のようにつけ加えている。

　　心は脳と同じものという考え方をひとたび捨て，心の存在を身体の他の部分にも広げて考えるようになると，心を機能本位で考えるのは難しくなるが，そのかわり見返りも大きい。船などの人工物と違って，わたしたちの制御システムは独立していないため，わたしたちは知恵を身体の内部に（神経系にではなく）宿し，日々の意志決定に利用することができる。

また貝原益軒は「心は身体の主君」と言い，

　　心はひとの身体の主君にたとえられる。それゆえに天君といってもよい。思うことを統率する主である。耳，目，口，鼻，形（体）の5つは，聞くこと，見ること，食うこと，嗅ぐこと，動くことというそれまでの役割としての職分があるので，五官という。いわば心の従者である。心は内にあって五官を支配している。よく考えて，五官のしている是非を正さなければならない。天君をもって五官を使うのは明白である。が，五官をもって天君を使うのは迷妄である。心は身体の主人であるから，安楽にしてやり，苦しめてはいけない。五官は天君（心）の命令にしたがって，それぞれの役職をよく務めて，勝手気ままであってはならない。

と述べている。神経科学の進歩した今日，心身一如の考え方もさらに検討し直すことが大切である。

《文献》
1) ダニエル・デネット，土屋俊訳：心はどこにあるのか．草思社，1997．
2) 藤平健：漢方薬のすべて．主婦の友社，1993．
3) 松田邦夫：漢方医学の歴史と考え方．神経精神薬理，12(3)；149-155，1990．
4) 難波恒雄：漢方・生薬の謎を探る．NHK人間大学，7月-9月，NHK出版，1995．
5) 成田洋夫：精神科領域における漢方治療．神経精神薬理，12(3)；165-172，1990．
6) 大塚恭男：東洋医学．岩波書店，1996．
7) Snyder, S.S., 佐久間昭訳：脳と薬物．東京化学同人，1990．

《その他，漢方に関する参考書》
8) 松橋俊夫：老年疾患漢方治療集．金剛出版，1993．
9) 松橋俊夫：漢方精神医学入門．金剛出版，1989．
10) 日本漢方医学研究所監修：漢方医学テキスト治療篇．医学書院，1995．
11) 高山宏世：腹証図解　漢方常用処方解説．日本漢方振興会漢方三考塾，1988．
12) 丁宗鐵：最新漢方実用全書．池田書店，1994．
13) 山田和男，神庭重信：実践漢方医学．星和書店，1997．

第3章 不眠症に使われる漢方薬

1. 不眠症によく用いられる漢方薬

　老年期の痴呆を示す患者に当帰芍薬散を用いたところ入眠がよくなり，また熟睡感が得られるようになった。早朝覚醒も減り，夜の眠りがよくなるにつれて日中の眠気を感ずる人も減ってきた。

　ところが不思議なことに当帰芍薬散は不眠症の治療薬としてはこれまであまり注目されていなかった。この経験は不眠症に効果のある漢方薬はもっと多いのではないかということを感じさせた。

　漢方薬は直接に睡眠を誘導するのではなく，自然の眠りをさまたげている要因を除いて，その結果眠りが起こるように働くのであろうと考えられている。本来漢方薬には睡眠のみに効くというような考え方は存在しない。

　漢方薬は依存を形成しないこと，睡眠誘導剤よりも副作用が少ないことから睡眠薬と併用してよい。

　漢方薬については次のような考え方が一般的である。

　①従来神経症性不眠，あるいは神経質性不眠には漢方薬が用いられている。これらの不眠は今日では精神生理的不眠に含まれるものである。

　②睡眠薬による副作用が認められる場合には漢方治療を試みる。

　③ある病気があってその症状として不眠があるときはそのもとにある病気

の治療を先ず行なうのが原則であるが，漢方治療が有効なことが多い。例えばうつ病があってその症状として不眠がある場合はうつ病の治療を先ず行なうことが大切であるが，その場合も漢方薬が有効なことが多い。ただし漢方薬のみによる治療で有効な例はまだそれほど多くはない。著者は睡眠時無呼吸症候群では漢方薬による治療がよいと考えている。

④胃腸が弱くて睡眠薬の服用量の調整がむずかしい場合には，漢方治療が有効なことが多い。しかし漢方薬をのむと胃の調子がわるいという人もある。

⑤精神病による不眠には漢方薬は不適当である。

うつ病の治療については著者の経験では漢方薬より新しい抗うつ薬の効果が確実なように思われる。

さて不眠症の漢方薬治療について現在までの多くの意見を参考にすると，次のようにまとめることができる。

不眠症に使われる処方

《実証に使われる処方》

- 柴胡加竜骨牡蛎湯（さいこかりゅうこつぼれいとう）

  脈，腹ともにやや強いほうで，胸脇苦満（心窩部より季肋部にかけて苦満感を訴え，抵抗，圧痛の認められる症状）とへその上下に動悸があり，不眠，動悸，不安，いらいらがあり，便秘がち。

- 三黄瀉心湯（さんおうしゃしんとう）

  高血圧ぎみで，のぼせ，いらいら，顔面紅潮，便秘ぎみ，寝つきがわるい。

- 黄連解毒湯（おうれんげどくとう）

  のぼせ，不安のための不眠，顔面紅潮がある。

《中間証に使われる処方》

- 半夏厚朴湯（はんげこうぼくとう）

  咽喉の異物感，閉塞感，不安，動悸，抑うつ，めまい。

- 加味逍遙散（かみしょうようさん）

  貧血，不安，いらいら，冷え，ねあせ。

（虚証に分類する人もある）

- 柴胡桂枝湯（さいこけいしとう）

季肋部苦満感，不安，悪心に伴う不眠。

《虚証に使われる処方》

- 加味帰脾湯（かみきひとう）

体力が衰え疲れやすく，血色がわるい人で，いらいらしたり，くよくよしたりする。

- 酸棗仁湯（さんそうにんとう）

体力低下している人で，心身疲労による不眠，寝つきがわるい。

　しかし不眠症に用いられる処方は上にあげたのはひとつの考えであって，経験を積んだ医師によってもっと広く種々の処方が用いられている。研究者によっては，ある処方を中間証と考える人，虚証と考える人など意見のちがいはみられる。漢方薬には本来睡眠薬と限定されたものはなく，著者はもっと多くの処方が不眠症に用いられると考えている。

　漢方に関する本をみると，次のような処方が含まれている。ただしこれはひとつの目安であってもっと自由に選択してよい。

　　実証　　柴胡加竜骨牡蛎湯
　　　　　　三黄瀉心湯
　　　　　　黄連解毒湯

　　中間証　黄連解毒湯 *
　　　　　　加味逍遙散
　　　　　　抑肝散
　　　　　　六味丸
　　　　　　八味地黄丸
　　　　　　半夏厚朴湯

　　　　　酸棗仁湯
　　　　　猪苓湯

　虚証　　桂枝加竜骨牡蛎湯
　　　　　甘草瀉心湯
　　　　　牛車腎気丸
　　　　　釣藤散
　　　　　加味帰脾湯
　　　　　抑肝散＊
　　　　　酸棗仁湯＊
　　　　　半夏厚朴湯＊
　　　　　八味地黄丸＊
　　　　　六味丸＊
　　　　　帰脾湯
　　　　　抑肝散加陳皮半夏

＊印はふたつの証にわたっているもの。

2. 漢方薬の薬理

1) 中枢神経系に作用する漢方生薬

　中枢神経系に作用する生薬は臨床経験によってかなり昔から知られていたが，近年になって動物を用いた薬理学的研究によって明らかにされてきた。「気」に作用する薬物を気剤（理気薬）と呼び，気の停滞した状態の治療に用いられる。

　しかし漢方の方剤は多くの生薬からなっており，構成成分が複雑であり，その作用機序も単純にしぼることはできない。

　生薬の構成成分はagonistとantagonistの両者を共有し，対象によってい

ずれかが主として作用すると説明する考え方がある。他の説明は対象の状態により，生薬の分解の過程と段階がちがっており，時に相反する生体反応を示すというものである[18]。

　向精神薬は作用目標が明確で，鋭利な作用を期待できるが，一面では副作用が問題となる。

　中枢神経系に作用する生薬の中でよく用いられる代表的なものは大黄，厚朴，黄連，柴胡，芍薬，甘草などである。これらの生薬の薬理作用についても，昨今解明が進んでいる。

2）薬理学からみた漢方薬の抗不安作用

　漢方薬が睡眠障害に用いられるようになったのは，薬理学ではどのように説明されるのであろうか。睡眠薬は主にベンゾジアゼピン系の薬物が用いられ，それらの薬は抗不安作用を示すこともよく知られている。薬理学では漢方薬が抗不安作用を示すことを証明できれば，その漢方薬は不眠症に用いることができると言えるであろう。

　丸山悠司ら[15]，栗原久ら[12,13,14]は抗不安薬評価法のひとつである高架式迷路装置に改良を加えたものを用いて，マウスの自然時における常態での不安発現を根拠に種々の中枢に作用する漢方薬の抗不安作用を評価した。これは高いタワーの展望台の床の一角が透明であり，そこで感じるヒトの不安が同じく動物の情動を誘起するかどうか，高架式十字迷路装置の一翼の床を透明にして検討するものである（図3-1）。

　用いられる漢方方剤は4種類で半夏厚朴湯，抑肝散，柴朴湯，加味帰脾湯である。

　蒸留水および各方剤を1日1回，7日間マウスに経口投与し，最終投与日の翌日に実験を行なった。十字中央部にマウスを乗せ，5分間の観察時間に透明枝（オープンアーム）に滞在した時間の累積を計算した。また自発運動量の計測も行なった。

　その結果，半夏厚朴湯はわずかながら用量依存的にオープンアームでの滞

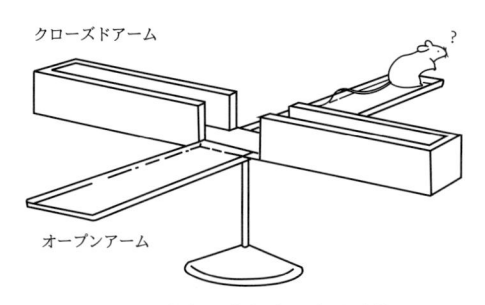

図 3-1　改良型高架式十字迷路装置
装置は，直交する4本のアーム [各6 (W)×30 (D)] と，それらが交差する部分のプラットホーム (9×9cm) からなっている。十字の一翼（アーム）には黒色不透明の側壁 [10 (H) cm] があり，床は灰色不透明である（クローズドアーム）。他のアームには側壁がなく，床は透明である（オープンアーム）。本装置は40cmの高さに設置されている。文献12-15。

在時間を延長し，2g/kg投与群では蒸留水投与群に対して有意な延長効果が認められた。抑肝散は1g/kgで最大効果として顕著な延長効果が認められ，柴朴湯ではさらに明瞭な用量依存性が示された。また加味帰脾湯は，0.5g/kg以上で有意に滞在時間を延長した。中枢系方剤でない葛根湯を対照方剤として用いたが，いずれの用量でもオープンアームでの滞在時間は延長されなかった。

ジアゼパムの単独投与 (1mg/kg) で滞在時間の延長が認められるとともに，その効果は各方剤投与群との併用で著しく増強されることが明らかになった。さらにこれらの効果発現にベンゾジアゼピン受容体が関与する可能性が示唆されている。

この実験から不眠症に用いられる漢方方剤は抗不安作用があり，したがってベンゾジアゼピン系の薬剤と同じように睡眠を促進する作用があること，睡眠薬と併用して睡眠をさらによくする作用があることが示唆されている。なお丸山らは柴朴湯の抗不安効果発現物質としてF4分画が最も重要であることをつきとめている。F4成分にはジアゼパム増強作用があることも確認している。

佐々木健郎ら[23]は黄連解毒湯の中枢作用について調べている。

漢方における黄連解毒湯の投与目標には精神不安や興奮，不眠などがあり，中枢抑制的薬効が示唆されるが，上半身の「熱」による各種精神症状を有する疾患に投与されて効果が認められている。

佐々木らは情動ストレスモデルに対する作用およびその作用機序としてのベンゾジアゼピン様作用について検討している。

情動ストレスモデルのほか，拘束，強制水泳，電撃などの身体的侵襲によるストレスモデルを用い，抗ストレス作用を検討した。その結果，各種ストレスの負荷によって血清中のコルチコステロンの濃度は対照群に比較して有意に上昇したが，ジアゼパム（5mg/kg, p.o.）はいずれのストレスモデルに対してもコルチコステロンの上昇を阻害した。黄連解毒湯（600mg/kg, p.o.）は心理ストレスおよび条件づけられた恐怖ストレス負荷マウスにおいてのみ抗ストレス作用を示した。

このことから黄連解毒湯の抗ストレス作用は肉体的侵襲を伴うストレスモデルよりも情動的因子が関与するストレスモデルで強く効果が認められるという。その作用様式は抗不安作用を有するベンゾジアゼピン様ではないかと考えられている。

ヘキソバルビタール（70m/kg, i.p.）睡眠持続時間は，ヘキソバルビタールを投与する1時間前にジアゼパム（1.0mg/kg, p.o.）あるいは黄連解毒湯（1.0g/kg, p.o.）を投与することによって有意に延長した。また黄連解毒湯の睡眠延長作用は用量依存的であり，600mg/kgの投与量以上で有意であった。これらの薬物の単独投与に対して，両者を併用した場合にはさらに延長傾向が認められた。

黄連解毒湯の作用はヘキソバルビタール睡眠を指標としてみた場合にはジアゼパム様であることが示唆されたという。

石毛ら[10]はEℓマウスの易興奮性に起因した行動異常に対する柴胡加竜骨牡蛎湯の改善作用をみている。この実験の結果から柴胡加竜骨牡蛎湯は運動量の非特異的な抑制作用を示すのではなく，明るい時期の異常に亢進した運

動量を改善させることが認められた。

　柴胡加竜骨牡蛎湯は照明の点灯が刺激になると思われる運動量の増加を特異的に抑制することが認められ，他の時間帯での運動量にはあまり変化がみられていない。これはEℓマウスの刺激に対する過剰興奮状態を改善する可能性を示すものであるという。

　この研究から柴胡加竜骨牡蛎湯は単に脳の興奮水準を低下させ睡眠時間を延長させるものではないと考えられる。このことは柴胡加竜骨牡蛎湯の臨床使用について示唆するところが大きい。以上の薬理学的研究は不眠に用いられる漢方薬の作用を考える上で参考になる。

3）終夜睡眠ポリグラフ検査による研究

　人で睡眠薬としての作用を調べるには，夜眠りに入って，どのような眠りであるかを知るために脳波，眼球運動，下顎の筋電図，その他の生体現象を調べる終夜睡眠ポリグラフ検査の検査が必要である。この検査で漢方薬によって眠りがどのような変化をするかを調べることが要求される。残念ながらこのような研究はまだほとんどない。なお終夜睡眠ポリグラフ検査というのはふつう睡眠中（多くは一晩中）連続して記録する検査のことである。

　終夜睡眠ポリグラフ検査によって研究されたのは僅かに抑肝散加陳皮半夏のみである[11]。

　抑肝散加陳皮半夏7.5g/日を3日間1日3回分服。「証」に関係なく20人の健康な男性（平均年齢27.1±6.8年）を対象とした。20人のうち入眠がよく，よく眠ると告げた7人（平均年齢23.9±2.0年）を選んだ。終夜睡眠ポリグラフ検査はこれら7人の被検者で行なわれた。二重盲検法により抑肝散加陳皮半夏と安中散を服用した。両方の処方とも味はよく似ているが，安中散は消化器疾患に用いられる処方である。それぞれの試験の間は1週間の間隔をおいている。検査の夜の前に3日間いずれかの処方を服用し，検査前の夜は検査になれるために設けた。

　終夜睡眠ポリグラフ検査は23：00pmから被検者が翌朝ひとりで目覚める

ときまで行なった。もし7時までに目を覚まさなかったら，7時までとした。

実験夜の次の朝に，被検者は副作用（眠気，めまい，脱力感など）を報告した。

その結果安中散にくらべて抑肝散加陳皮半夏で総睡眠時間が有意に増加していた。統計的には有意ではなかったが，入眠潜時の短縮，睡眠効率の改善，睡眠の第2段階の増加，第3と第4段階の減少がみられている。レム睡眠への明らかな影響はなかった。またどの被検者も翌朝，副作用の訴えはなかった。

ベンゾジアゼピン系薬剤は入眠潜時を短くし，全睡眠時間を増やし，第2段階の睡眠を増加させ，第3と第4段階の減少を示す傾向があった。

ノンレム睡眠においては，抑肝散加陳皮半夏はベンゾジアゼピン系睡眠薬に似ていた。この研究は被検者の"証"を考慮に入れずに行なわれたが，次の研究では"証"を考えて，どのような要因が抑肝散加陳皮半夏に反応しやすいかを調べる必要があると述べている。

抑肝散加陳皮半夏は虚証に用いられる処方である。

3. 漢方薬による治療例

1）当帰芍薬散

筆者らが経験した症例をあげる[8,9]。

● 症例1　45歳　女性

X年7月11日：初診（当時38歳）。その当時は抑うつ気分，全身倦怠感があり，幻聴，不眠，体重減少が起こったと言う。

「本当のことを言え」ときこえてくるという（幻聴）。終始目を閉じて緊張気味であり，全身の震えが起こっていた。当時の主治医は反応性精神病と診断している。接触はよく身なりもきちんとしていて，はきはきと答えるという。外来でハロペリドール（セレネース），ブロムペリドール（インプロメン）などが使用されている。

子供が交通事故にあい，検査のために1日入院した。結果として異常はなかったがその後から患者の様子がおかしくなったので反応性の精神病と診断されたようである。8月12日には幻聴も消失して，家事もできるようになり，憂鬱感も無くなったという。その後も外来通院を続けている。

X＋6年8月23日：この頃調子はよい。

処方：1）　塩酸ドスレピン（プロチアデン）　　75mg
　　　　　ロフラゼプ酸エチル（メイラックス）　2mg
　　　　　ブロチゾラム　　　　　　　　　　　0.25mg　　1×就寝前
　　　2）　スルピリド（ドグマチール）　　　　100mg
　　　　　クロチアゼパム（リーゼ）　　　　　10mg　　　2×朝夕

X＋7年1月12日：症状は安定している。睡眠は4時間くらい。たえず家庭内に問題があり本人はそれがストレスになっているという。

処方：同じ

5月10日：その後も同じ状態が続いている。今までの薬ではせいぜい眠っても4時間くらいであったが，薬なしでは全然眠れないという。冷え性で暑いとき以外は綿の靴下をはいているとのこと。

処方：当帰芍薬散　7.5g　3×毎食前を上記X＋6年8月23日の処方とともに与薬

5月11日：漢方薬をもらったがやはり眠れないという。漢方薬の効果はすぐあらわれないことがあるのでもっと辛抱してのむように伝えた。
当帰芍薬散は続けて服用するように伝え，下記の処方とともに与薬した。

処方：1）　塩酸ドスレピン　　　75mg　　　1×就寝前
　　　2）　ロフラゼプ酸エチル　2mg
　　　　　ブロチゾラム　　　　0.25mg　　1×就寝前

5月17日：5月14日頃から少しずつ眠れるようになった。前回もらった塩酸ドスレピン，ロフラゼプ酸エチル，ブロチゾラムはのんでいない。当帰芍薬散のみで4, 5日して眠れるようになってきているという。

5月14日から15日は12時から4時半まで4時間半眠った。

5月16日は11時に眠り，2時半頃目覚めてそれからトイレに行き，うつらうつらしていた。3時間半くらいの眠りであった。しかし少しずつ眠れるようになってきていると感じている。

　　処方：当帰芍薬散　　7.5g　　3×毎食前

5月31日：漢方薬のみで眠れるようになって気持ちがよいと言う。以前3時間くらいしか眠れなかったのが，現在は5時間半くらい眠っている。床について眠りに入るまで2，3時間眠れなかったのが今はすぐに眠れるようになった。夜中に4回以上も目覚めていたのが2回くらいになったという。眠りの深さもよくなった。目覚めの気分も以前は非常にわるかったのが現在は非常によいと言っている。

　外来に通いはじめて7年にもなるが，今回はじめてよく眠れるようになった。漢方薬以外はどの薬をのんでも4時間くらいしか眠れなかったという。本人は当帰芍薬散のみでよく眠れるようになったことで満足している。

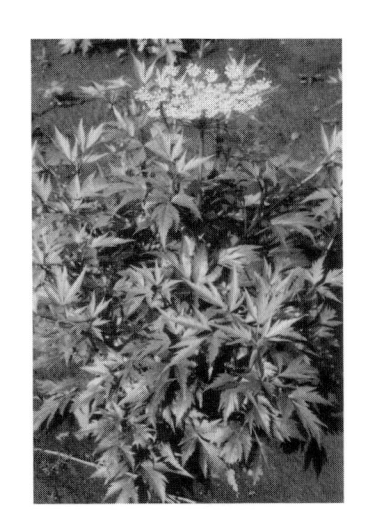

図3-2　当　帰

　◉この症例は最初反応性精神病（短期精神病）と診断されているが，その後外来通院を続けているのは不眠のためであった。抗うつ薬，抗不安薬，睡眠薬で改善されなかったのが当帰芍薬散のみでよくなっている。

　次の7例は高齢者の当帰芍薬散による治療例である。
●症例2　75歳　女性
　X年8月から物忘れが起こり，お金の管理ができなくなり，11月には夜間に御飯を炊いたり，食べたりすることがあった。X+1年1月，夜間せん妄が起こりドラガノン（アニラセタム）でよくなった。そのときはテトラミド（ミア

ンセリン）も併用した。その後ホーリット（オキシペルチン）に変更している。その後ドラガノンをしばらく使用して異常がないので中止した。

X＋1年4月3日：午前1時頃目を覚まして，洗濯をすると言ったり，何か探し物をしているような様子であった。その日の夕方より，当帰芍薬散の使用をはじめた（1日7.5g）。睡眠薬のアモバン（ゾピクロン）は前から続けていたので，1錠を就寝前に服用している。4月3日以前は21時頃就寝し，22時半頃入眠，午前2時半頃には目覚めている。4月3日夜は21時に床についてすぐ眠れた。中途覚醒がなく5時には目が覚めた。目覚めたときは気分もよく，疲れやふらつきもない。

4月10日：患者は当帰芍薬散を服用しはじめた頃から眠りがよくなってきたという。以前からあった頭重感もとれている。

◉この痴呆のある患者では，夜間せん妄の出現で当帰芍薬散を用いはじめたが，その後せん妄は起こっていない。またそれまで続いていた入眠困難，中途覚醒などが当帰芍薬散使用開始とともに消失したことは，当帰芍薬散の効果と考えられる。

● 症例3　102歳　女性

X年右下腿骨骨折で某病院に入院。4，5年前から痴呆が起こったが特に問題なく過ごした。X＋7年秋頃より時々独語が起こり，夜間も独言がある。意味不明の発語があったがそれほどひどくなかった。X＋8年3月12日頃より大声で人の名を呼ぶ，また独言がひどくなり，昼夜ともに続いた。3月20日より当帰芍薬散7.5g服用。しかし，効果がほとんどないため当帰芍薬散を中止した。3月27日からメレリル（チオリダジン）10mgを与薬し，4月3日頃から独言は少し減ってきた。

しかし，4月中旬にはメレリルの副作用によると思われる傾眠状態が起こり，食事も充分にとれないため4月14日メレリルを中止した。その後活気が出てきたが，夜間不穏，独言が再び起こり，グラマリール（チアプリド）1日50mg

を朝夕に分けて与薬した。しかし以前より症状がひどくなり，被害妄想も出現したのでグラマリールを中止した。その後オーラップ（ピモジド）1mgを使用してみたが，傾眠傾向が起こり，5月8日中止。かわりにテシプール（セチプチリン）1mgを与薬した。しかし5月11日食事をとることができずテシプールも中止した。再び5月14日頃から大声，独言がひどくなった。不穏，脱衣行為もみられた。

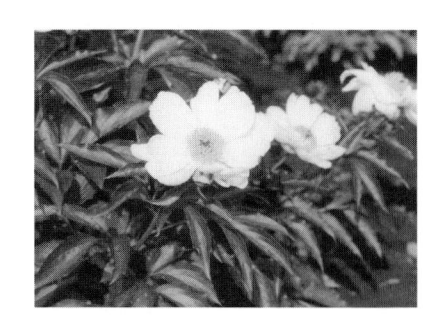

図3-3　芍　薬

　5月15日から当帰芍薬散を朝2.5gのみ与薬することにした。その後表情も穏やかで，副作用もみられない。102歳という高齢者では当帰芍薬散も7.5gでは多すぎるのかもしれないと感じた。

● 症例4　64歳　女性

　X年9月17日から10月22日の某精神科病院に入院した。診断は反応性精神病であった。退院して6ヵ月通院して調子がよかったので服薬は中止した。

　その後も調子はよかったが時々一時的に調子がわるいことがあった。血圧が高いようだと訴え，夜眠れなかった。鍼灸の治療に通った。その後も主婦としての仕事はしていて問題はなかった。

　X＋7年11月9日：外来受診。10日ほど前からわるくなったという。はじめは風邪をひいたと言い，力がないようだった。か細い声を出して，いかにも疲れたといった話し方をしていた。食欲も少なくなった。しかし炊事などの主婦の役割は果たしていた。夜不眠を訴えるため眠りをとると言って2, 3日実家に帰った。そのあとから症状が悪化した。血圧が高いと言いながら病院には行かず，食事もしなくなり，夜眠らない。「死にたい」と言い，頭になにかきこえてくるという。「テレパシーで命令してくる」「家が爆発するような感じがする」

と言う。外来受診した 11 月 9 日午後 2 時夫が仕事から帰ってくると刺身包丁を首に向けうつむいていた。手首とのどに傷があったが，血は出ていなかったという。11 月 9 日より 12 月 16 日までの期間入院した。約 1 週間で症状は急速にとれ，むしろ軽躁状態のようであったという。12 月 16 日退院している。その後外来通院を続けているが，高血圧があり，時々血圧の上昇が認められた。X＋9 年 11 月 7 日頭部 CT で右被殻に small low density area が認められ，脳梗塞と診断されたが，陳旧性のものと考えられている。しかし自覚症状も神経症状もなかった。その後も外来通院しているが，身体的な訴えが主で，抑うつはまったく認められず，いつも大声で明るく話をするといった状態が続いている。

X＋13 年 1 月 11 日：外来では大声をあげてにぎやかな話しぶり，主治医の指示に従って毎日 20 分歩くことを約束してもらう。血圧は 152 - 90mmHg。

処方：1）ロフラゼプ酸エチル　　2mg　　1×夕食後
　　　2）ベゲタミン B（塩酸クロルプロマジン 12.5mg, 塩酸プロメタジン 12.5mg, フェノバルビタール 30mg の配合薬）1 錠　1×就寝前

1 月 25 日：毎日 25 分ゆっくり歩いているという。身体が軽くなってきた。血圧は 126 - 80mmHg である。

処方：前回と同じ

2 月 22 日：主人が自分を病院に入れようとしている。主人に女がいるので自分を離婚しようとしている。高島易断からこの男（夫）は見込みがないと言われた。主人の女は 40 歳すぎで自分の方が勝つはずはないという。今までこのような話を口に出したことはない。

（以上の供述に対して事実かどうか確かめる方法はない）

3 月 8 日：夫は自分を混乱させるような意地悪な行動をとり，夫との関係はますますわるくなっているという。血圧 126 - 78mmHg。毎日歩くのを続けている。

3 月 22 日：調子はよい。主人が自分のパンツに何かつけてくる。自分を攪乱させるという。このような妄想について訴えるが本人は明るく大声で話をする。まったく深刻味はない。

処方：1）同じ
　　　　2）塩酸フロロピパミド（プロピタン）　　50mg　　　1×就寝前

4月5日：主人が自分のパンツにジュースをつけて女と関係しているようにみせつける。寝つきはわるいが，眠るのはぐっすり眠れる。夫に対して40年しんぼうしたなどと話す。血圧124-72mmHg。

処方：1）同じ
　　　　2）ピモジド（オーラップ）　　2mg　　　1×就寝前

4月19日：塩酸フロロピパミドの方がピモジドより安定する，気持ちが落ち着くという。今度の薬は「突進する」ようで，いてもたってもいられないような気持ちであると言う（アカシジア様訴え）。血圧150-86mmHg。

処方：1）同じ
　　　　2）塩酸フロロピパミド　　50mg　　　1×就寝前

4月26日：塩酸フロロピパミドにかえてもらって安定したという。その前の薬（ベゲタミンB）のほうがもっとよかったという。血圧132-78mmHg。

処方：前回と同じ

5月17日：9時半頃に入眠。午前3時頃トイレに行き，それから寝つけない。30分くらいして再び眠りに入り8時頃まで眠っている。

処方：今回より当帰芍薬散を使用する。
　　　　1）ロフラゼプ酸エチル　　2mg　　　1×夕食後
　　　　2）当帰芍薬散　　7.5g　　　3×毎食前

前回まで使用した塩酸フロロピパミドを止めてそのかわりに当帰芍薬散を1日3回服用。

5月31日：当帰芍薬散を服用しはじめて2, 3日で眠りが改善した。9時半に寝つき，寝つくのがはやい。3時頃トイレに行くがそのあとすぐ眠る。朝6時に起床するが，目覚めはよい。

血圧136-88mmHg。

処方：1）ロフラゼプ酸エチル　　2mg　　　1×夕食後
　　　　2）当帰芍薬散　　5.0g　　　2×昼食と夕食前

寝つくまでの時間は40分から5分以内に短縮している。夜中の目覚めはやはり1回はある。目覚めたときの気分は比較的わるかったのが，非常によくなっている。眠りの深さは浅かったのが熟睡できるようになったという。

● 症例5　77歳　男性

X年11月24日：初診（当時63歳）。この年の9月下旬より右肩が痛みはじめた。ハリ治療などを受けたがよくならなかった。この年は蜜柑の出来がわるく，そのことを心配しはじめた。10月中旬より不眠が起こり，途方に暮れたような態度がみられた。テレビもみなくなり，新聞も読まなくなった。終日悔やみごとをならべる。意欲，興味の低下，心配しすぎ，睡眠障害があり，退行期うつ病と診断され，スルピリド，アミトリプチリン，ニトラゼパムなどで治療されている。その後10年間，抗うつ薬，抗不安薬，睡眠薬，さらにベゲタミンA, Bなどが用いられている。X＋14年になってからの経過は次の通りである。

1月11日：この日も週に1回くらい寝つきがわるいので，薬の増量を希望している。

処方：1)　アニラセタム（ドラガノン）　　600mg　　3×毎食後
　　　2)　マレイン酸セチプチリン　　　　2mg
　　　　　ロフラゼプ酸エチル　　　　　　2mg　　　1×夕食後
　　　3)　フルニトラゼパム　　　　　　　2mg
　　　　　ブロチゾラム　　　　　　　　　0.5mg
　　　　　マレイン酸セチプチリン　　　　1mg　　　1×就寝前

1月25日：やはり寝つきがわるく，一晩中眠れないことが2週間のうち4日あった。完全に眠れないのが2日，あとの2日はうとうとと眠ったという。

処方：1)　前回と同じ
　　　2)　アミトリプチリン　　　　　　　25mg
　　　　　ロフラゼプ酸エチル　　　　　　2mg　　　1×夕食後
　　　3)　フルニトラゼパム　　　　　　　2mg
　　　　　ブロチゾラム　　　　　　　　　0.5mg

マレイン酸セチプチリン　　　2mg　　　1×就寝前

　2月8日：早く床に就くが12時頃まで寝つかれない。6時半起床。その間1回くらいトイレに行く。本日より当帰芍薬散の使用をはじめる。前回の処方に加える。

　2月22日：2月8日より当帰芍薬散を服用しはじめて，すぐ寝つくようになった。本人は漢方薬で急によくなったし，すっかりよくなったと言う。今まで寝つくまでに2時間半くらいかかっていたのが床について30分くらいで眠れた。9時半に床に入り，10時頃に入眠し，朝は6時半頃目覚める。その間トイレには1回ゆく。当帰芍薬散を服用する前は9時半に床に就いて1時頃まで眠れなかったのが服用をはじめてその夜から寝つきがはやくなり30分以内に眠れるようになって本人も驚いている。

　3月22日：今が最もよい状態だという。30分以内に寝つき，朝の目覚めはすっきりしているという。トイレに1回ゆくがすぐ眠れる。起床は6時半頃である。

　その後従来から用いていた薬を減量してゆくことにつとめた。その後の経過は次の通りである。

　3月22日：ロフラゼプ酸エチル　　　2mg → 1mg にする。
　4月19日：ブロチゾラム　　　　　　0.5mg → 0.25mg にする。
　5月17日：マレイン酸セチプチリン　2mg → 1mg。
　6月28日：ブロチゾラム　　　　　　0.25mg → 中止。
　6月28日：この日の処方は
　　1）アニラセタム　　　　　　　600mg　　　3×毎食後
　　2）アミトリプチリン　　　　　 25mg
　　　　ロフラゼプ酸エチル　　　　 1mg　　　1×夕食後
　　3）フルニトラゼパム　　　　　 2mg
　　　　マレイン酸セチプチリン　　 1mg　　　1×就寝前
　　4）当帰芍薬散　　　　　　　　 7.5g　　　3×毎食前

以上のように減量して行っても睡眠の内容はよい状態が続いており，今後も

徐々に薬を減量してゆく予定である。おそらくマレイン酸セチプチリン，ロフラゼプ酸エチル，アミトリプチリン，フルニトラゼパムも除くことができるのではないかと予想している。昼間は山林の仕事をしてよく働いている。中途覚醒はまったくなかった。外来の看護婦長の観察によると，以前は待合室で待っている間いつもうとうとしていたのが，この1ヵ月そのような状態はみられないという（6月28日）。昼間の覚醒度もよくなっていることがわかる。

● 症例6　85歳　男性

X年4月12日：初診。

昨年の12月頃までは畑仕事を手伝っていたが，今年になって外出したくないようであった。3月両下肢が冷たいと訴えるため公立病院受診。高齢で血液循環がわるいためであると言われて薬を現在服用中である。4月に入り，眠れないと訴え，こたつに入って坐って考えこんでいる様子であった。目がつりあがってきつい顔になっていた。食事の量は以前にくらべて半分くらい，熟睡感はなく，夢をよくみる。

このような状態になる前3ヵ月くらいの間に友人が続けて3人死亡しているが，最も仲のよい人が昨年9月に死亡している。

内科医院より，胃潰瘍，動脈硬化症で治療中であるが，不安，不眠があるため紹介されて来院。

患者は取越し苦労をする。農業の将来はどうなるだろうかなどと心配する。睡眠薬をのんでも3，4時間しか眠れない。日記をつけていたが，3月の終わりからそれを止めている。便秘がある。

　　処方：1）セディール　　　　　15mg　　　　3×毎食後
　　　　　2）レンドルミン　　　　0.25mg
　　　　　　テシプール　　　　　2mg　　　　1×就寝前

4月19日：昨日から少しよくなってきた。外を歩くようになった。少し話をするようになった（家族）。夜はよく眠っている。また笑顔が少しみられるようになった。

処方：同じ

5月2日：

　　処方：1）セディール　　　　　30mg　　　　3×毎食後
　　　　　2）レンドルミン　　　　0.25mg
　　　　　　テシプール　　　　　3mg　　　　1×就寝前

　5月17日：熟睡した感じがない。寝つきがわるい。しかし一方では元気がよくなって働きすぎるくらいだという。そのあと疲れる。取越し苦労はまだある。姿勢がまっすぐになってきた。

　　処方：1）セディール　　　　　20mg　　　　2×朝夕
　　　　　2）レンドルミン　　　　0.25mg
　　　　　　テシプール　　　　　3mg　　　　1×就寝前
　　　　　3）当帰芍薬散　　　　　7.5g　　　　3×毎食前

　5月31日：昨日老人クラブのデイサービスで歌をうたった。10日くらい前からうたう気になった。この数日笑顔がみられる。自分自身の評価では80-85％よくなったという。5時間くらい眠っている。記憶が戻ってきた。取越し苦労がなくなった。姿勢がまっすぐになった。仕事をしたい気が起こった。食欲は5月に入ってよくなった。中断していた日記は5月17日頃から再び書きはじめた。記憶が無くなっていたので字も忘れていたことに気づく。笑顔もみられる。本人は漢方薬で眠れるようになったと言う。

　　処方：1）ルボックス　　　　　50mg
　　　　　　セディール　　　　　20mg　　　　2×朝夕
　　　　　2）レンドルミン　　　　0.25mg
　　　　　　テシプール　　　　　3mg　　　　1×就寝前
　　　　　3）当帰芍薬散　　　　　7.5g　　　　3×毎食前

　6月14日：記憶が回復してきたという。歌をうたう気分が戻ってきた。歌詞も忘れていたのが自然に出るようになった。しかし自発的な話はまだ充分でないと娘は言う。

◉身体病と不眠，不安抑うつがあるが，抗不安薬と抗うつ薬，睡眠薬と当帰芍薬散で比較的すみやかに改善している。記憶が戻ってきたという本人の感想は注目される。

● 症例7　85歳　男性

　X年3月下旬より，暴言，暴力が夜間にはじまった。独語もあった。夜のほうがひどいが，昼間も時々起こった。4月7日よりグラマリール（チアプリド）25mgからはじめ，4月14日から50mgとし，眠剤としてアモバン（ゾピクロン）7.5mgを用いた。4月21日症状が改善しないため，当帰芍薬散7.5gを加えた。4日後から夜間の眠りがよくなり，夜間の大声もほとんど消失し，昼間の大声もなくなった。

● 症例8　75歳　女性

　X年に長女が死亡した。その後から長女が夢の中に出てきたりして眠りがわるくなった。しかし，睡眠薬は使用していない。X＋4年4月24日より当帰芍薬散を1日7.5g毎食前に服用しはじめた。使用をはじめて7日くらいたって次第に眠りがよくなった。総睡眠時間の変化はないが，寝床に入って寝つくまでの時間が30分くらいかかっていたのが，20分以内になり，比較的熟睡できるようになった。

　当帰芍薬散を服用しはじめて2，3日後に胃の調子が少しわるいような感じがしたが，その後はよくなった。1週間くらいたってから眠りがよくなった。

当帰芍薬散の作用機序についての考察

　不眠症の患者の中には睡眠薬を服用しても満足のいく睡眠が得られない人々がいる。

　睡眠薬を増量すると，薬の持ち越し効果によって日中の精神機能の低下を来し，特に高齢者においては認知機能や運動機能の障害が起こりやすい。

　著者は，高齢者における当帰芍薬散の使用経験から当帰芍薬散の睡眠への

影響に関心を持ち，24例の不眠症の患者に当帰芍薬散を試みたところ14例（58.3％）に有効であった。当帰芍薬散が有効であった症例の中でここにあげた症例1は精神生理学的要因による不眠と考えられ，過去において反応性精神病と診断されたが精神病状態は比較的すみやかに消失し，その後もたえず家庭内に問題が起こっているためそのことがストレスとなり不眠が続いているという。反応性精神病と診断された当時の状態を筆者は知らないが，経過からみておそらく心因反応としてよいと考えられる。現状では精神生理的要因あるいは神経症性のものと考えてよい。

症例4の64歳女性は既往歴で反応性精神病と診断されているが，抑うつ妄想状態がみられている。しかしその状態はすみやかに改善して現在においては夫に対する嫉妬妄想があるが，患者はそれに対して深くとらわれている状態ではなく，抑うつ状態はまったく考えられない。むしろ大声で明るく話す。しかし嫉妬妄想があることはたしかである。またX＋9年11月頭部CTで右被殻に陳旧性の脳梗塞がみられているが，経過全体をみると妄想病と診断され，一過性の抑うつ状態がみられた例である。退行性うつ病と14年前に診断されており，その後引き続いて外来通院しているが主な訴えはうつ症状ではなく睡眠の障害のみである。

その他の症例でも，抗不安薬，抗うつ薬，睡眠薬をそれぞれ減量することができた。当帰芍薬散は漢方薬の中でその効能の中に不眠改善も含まれてはいるが，不眠症そのものに対する治療薬とは考えられていない。

それにもかかわらず，ここに示したように従来の睡眠薬と置換できるくらいの睡眠改善作用を示した。この作用機序をどのように考えたらよいであろうか。昔から当帰芍薬散は主として産婦人科領域で用いられていたが，その症例の中には男性も含まれていることからみても女性のみに有効というわけではない。近年になって，当帰芍薬散の中枢作用が動物モデルで検討されはじめている。実験的に造られた認知機能障害モデルにおいて，当帰芍薬散は脳内ニコチンアセチルコリン受容体数を増加させ，また一方では，ノルアドレナリン量の増加を起こすことにより認知機能の改善を起こすと考えられて

いる。

　吉田[27]は，当帰芍薬散が老齢ラットにおいてコリンアセチルトランスフェラーゼ（ChAT）の機能低下を回復させることから，アルツハイマー型痴呆患者の脳において低下したChATの活動に対して同様の作用を持っていることを示唆している。

　萩野[3-5]は，ニコチンアセチルコリン受容体の機能が当帰芍薬散によって活性化され，脳内のドーパミンとノルアドレナリンの合成が促進されると報告している。当帰芍薬散についてはこの他に藤原[2]，平松[6]の報告がある。

　以上のような当帰芍薬散の脳内作用機序を参考にすると，当帰芍薬散に反応して改善される睡眠障害は，ベンゾジアゼピン系睡眠薬に反応して改善される睡眠障害とその病態が異なるものかもしれない。この点については当帰芍薬散の脳内作用機序についての今後の研究に期待するところである。睡眠と神経伝達物質に関する最近の見解によれば，レム睡眠の発現にアセチルコリンニューロンがかなり決定的な役割を演じていることが明らかにされてきており，5-HT，NAなどのモノアミンはこれを修飾していると考えられている。当帰芍薬散のアセチルコリン受容体への作用を考えると，当帰芍薬散の睡眠改善作用は注目すべき事実である。

　当帰芍薬散は一般の睡眠薬と違い，ほとんど副作用の発現がないこと，そして最も重要なことはおそらく習慣性，依存性がないことであろう。この点について文献的に調べてみたが，経験的に依存性を疑わせる事実がまったく報告されていないというのみで，それ以上のことは明らかではなかった。特に今後，高齢者の睡眠障害が増加してくることを考えると，当帰芍薬散の睡眠改善作用がどのような睡眠障害の対象に現われるかを明らかにすることは，重要な研究課題である。

2）加味帰脾湯

　最近では加味帰脾湯に関する研究がある。これはうつ病や不安障害に用いられるが，自覚的には理由もなく憂うつになったり，つまらないことにくよ

くよと心配したり，不眠，倦怠，疲労しやすいなどの症状を伴うときによい。虚弱な体質で血色がわるい虚証の人で貧血，不眠症，不安があるときによいと言われている。精神科領域で不眠症に加味帰脾湯を使用した成績によると[19]，全般的効果は改善以上が62.6％，やや改善以上が78.9％とかなりよい結果が出ている。加味帰脾湯は睡眠薬（ベンゾジアゼピン系誘導体）に比べると副作用の点で極めて安全性の高い薬剤であることが明らかにされている。しかも熟睡感，中途覚醒に最も高い効果が認められている。したがって中途覚醒が多いうつ病や老人の不眠に用いて効果がみられる。つまらないことにくよくよと心配したりする老人の不眠によいようである。

● 症例9　86歳　男性

X年1月8日：初診。それまで高血圧性心臓病，慢性硬膜下血腫，抑うつ状態などで外来通院中。この日は不眠を訴えて受診している。21時半頃には床に就くが入眠は2時頃である。6時半頃目をさまし，8時半頃までうとうとしている。朝は食欲がない。手足が冷える。座布団，電気毛布などを重ねて眠る。眠剤を増量するとふらつきが起こるので眠剤の増量はできない。本人によると2,3時間くらいは眠っているという。

　　　処方：1)　レンドルミン　　　　0.25mg
　　　　　　　　トリプタノール　　　10mg　　　　1×就寝前
　　　　　2)　当帰芍薬散　　　　　　7.5g　　　　3×毎食前

その他内科の薬を使用中。

1月22日：2時頃眠りに入り，7時過ぎに目覚める。4,5時間眠る。その間トイレに2回くらい行く。3時に目を覚ます。漢方薬のおかげですと言う。本人は漢方薬ではじめてよくなったという。前の薬ではすぐ目を覚ましていた。「ほんとに助かります」と言う。

　　　処方：1)　レンドルミン　　　　0.25mg
　　　　　　　　トリプタノール　　　10mg　　　　1×就寝前
　　　　　2)　加味帰脾湯　　　　　　7.5g　　　　3×毎食前

2月5日：前回より1時間くらいよけいに眠るようになった。「生き返りました」と言う。本人は漢方薬はあとで処方してもらった加味帰脾湯の方がよいと言う。漢方薬はのむのを忘れないように心がけている。1時半頃入眠し，6時に目を覚まし，6時半に起床する。3時頃1度目覚める。5時間くらい眠っている。眠れなくて苦しみはじめたのは5年くらい前からで，5年のうちで今が一番よいと満足している。

◉睡眠薬，抗うつ薬に加味帰脾湯を加えて5時間くらい眠れるようになり，それでも「生き返りました」と喜んでいる。加味帰脾湯は虚弱体質で血色のわるい人の不眠によいとされる。しかし果たして5時間くらいの眠りでよいかどうか疑わしいが患者自身は満足している。86歳という年齢では睡眠薬，抗うつ薬も少量用いないと副作用が出やすい。漢方薬はこんなときに役に立つことがある。

● 症例10　73歳　女性
　10数年前に夫と死別して以来，ひとり暮らし。夜寝つきがわるく，あまり眠れない日々が続いていた。近くの内科で抗うつ薬，睡眠薬（ベンゾジアゼピン系）を処方されたが，のむと眠気，ふらつきがひどく，自分ですぐに服用を中止した。身長150cm，体重42kg。
　体力がなく，やせ形で，胃腸虚弱，食欲不振などの症状があり，抑うつ気分，悲哀感などを伴う。
　外来で加味帰脾湯（7.5g/日，食前に3回分服）を処方した。1，2週間後には抑うつ気分，食欲不振，不眠などの症状が徐々に改善してきた。
　これまでの数年間，特に悪化の兆しはない。漢方薬を服用していれば，よく眠れ，日常生活も問題ない。

◉この例は抑うつもある不眠症であるが，抗うつ薬，睡眠薬で眠れなかったのが加味帰脾湯で眠れるようになっている。

3) 加味逍遙散

● 症例 11　70 歳　女性

　X年4月2日某病院より不眠症として紹介された。その数年前から睡眠薬を近くの医院よりもらっているが，効く時と効かない時とがある。「このまま一生薬をのみ続けねばならないだろうか。死んだほうが楽になるのでは」と考えることがあるという。リウマチと膵臓もわるいので治療を受けている。眠れさえすればすべてが解決するだろうと考えている。不眠に対するこだわりが強い。

　X－1年11月甲状腺の手術をして，その年の12月慢性膵炎，またリウマチと診断されている。

　その後睡眠はいつも不充分で，いろいろな愁訴が続いている。

　X＋1年4月2日より担当して治療をはじめる。

　4月2日：

　　　処方：1)　加味逍遥散　　　　　　7.5g　　　　3×毎食前
　　　　　2)　ロヒプノール　　　　　　2mg
　　　　　　ベゲタミンB　　　　　　1錠
　　　　　　デパス　　　　　　　　　1mg
　　　　　　メイラックス　　　　　　1mg
　　　　　　レンドルミン　　　　　0.25mg　　　　1×就寝前

　ベゲタミンBその他はそれまでの治療に用いられていたのでそのまま使用，加味逍遥散のみを新たに加える。急いで処方の変更をしないほうがよいと考えた。

　4月16日：少しはよくなった感じがするという。リウマチの痛みはある。しかし睡眠時間は4時間くらいである。

　4月25日：とても気持ちがよくなった。朝の目覚めもよいし，寝つきもよい。夜中に1回くらい目覚める。

　　　処方：1)　加味逍遥散　　　　　　7.5g　　　　3×毎食前
　　　　　2)　ロヒプノール　　　　　　2mg
　　　　　　ベゲタミンB　　　　　　1錠

デパス	1mg	
レンドルミン	0.25mg	1×就寝前

X+2年1月以降は次のような処方にして安定している。

処方：1）タンドスピロン　　　30mg　　　3×毎食後
　　　2）パロキセチン（パキシル）　20mg　　3×毎食後
　　　3）フルニトラゼパム　　　2mg
　　　　ゾピクロン　　　　　　7.5mg
　　　　トラゾドン（レスリン）　25mg　　　1×就寝前

⦿この患者は11年間種々の薬を用いても満足する眠りが得られなかったが加味逍遥散を加え，その後セディールを加えて5日後から明らかに睡眠が改善され，本人の表現では「夢ではないか」と思ったという。就寝前の薬の使用は気になるが，時間をかけて徐々に整理していく必要がある。この例は身体疾患，特にリウマチがあり，リウマチのある患者では治療に抵抗する不眠症が起こりやすく，多剤併用となることが多い。患者自身の苦しみをききながら薬を調整することが必要である。リウマチ患者では痛みのせいもあって抑うつ的となることが多く，セディールやSSRI，その他の抗うつ薬の使用も考えてみる必要がある。身体症状のため慢性の不眠症があるときには睡眠薬のみでなくセディールあるいはSSRIや他の抗うつ薬や漢方薬の使用も考えてよい。

4）抑肝散

● 症例12　30歳　女性

3ヵ月前に地方に転居した。転居2ヵ月頃から，新しい生活に馴染めないことなどにより，不眠（入眠障害・熟眠障害）と強いいらいら感を認めるようになった。いらいら感や，腹直筋の緊張，軽度の胸脇苦満などを目標に，抑肝散による治療を行なった。また，不眠時の頓服にてレボメプロマジン5mgを処方した。治療開始後，しばらくはレボメプロマジンを連日服用することにより睡眠を得

ていたが，しだいにレボメプロマジンの服用頻度が少なくなり，治療開始4週間後には，抑肝散のみの服用にて眠れるようになった。

　心理的原因（転居後のストレス）による不眠の治療に，抑肝散が奏効した例である。レボメプロマジンは，興奮して眠れないと訴える場合に奏効することが多い。またベンゾジアゼピン系の催眠鎮静薬と比較して依存性や耐性を生じにくいので，長期に投与しなければならないおそれが強い場合に用いやすい[26]。

5）黄連解毒湯
● 症例13　69歳　女性

　X年10月13日初診。若い頃から寝つきはよい方ではなかった。10年くらい前から眠れないことを気にするようになった。夜中に3，4回目が覚めてトイレに行っている。近くの医師から眠剤をもらっているがあまり効果がない。物忘れが起こるようになったと自分で意識している。夫と2人で旅行に行き，訪ねて行った名所などを忘れ，悔しい思いをする。また品物を置き忘れることがある。日常の生活に支障はないが気がかりになっている。最近想い出したいことが想い出せないと頭がカーッとすることがあるという。また時々後頭部の痛みが起こることがあるという。背中全体にかゆみがある。

　現在の睡眠状態は就床23時で，入眠に30-50分かかり，その後入眠しても1時間おき，よいときでも3時間おきに目が覚める。夢はみるが，内容は覚えていない。眠りが浅いという。睡眠時間は5時間くらいだという。しかし昼寝は2時間くらいしているという。

　体重は56kg。身長は152cmで体格はよい方である。性格は活発な方である。

　脳波は低振幅でアルファリズムは僅かに後頭部より出現する程度である。筋電図の混入もみられ，緊張は高い。

　血液検査所見はLDH，ZTTが正常範囲よりやや高いのみでその他異常所見はない。

　心電図は軽度のST-T異常の疑い程度である。SDSは35で明らかな抑うつは認められない。現在服用中の薬はリポバス，グランダキシン，ウルソなどである。

その他胃腸薬とポポンSを服用している。

　　処方：当帰芍薬散　　　　7.5g　　　3×毎食前

　10月27日：睡眠は少しも変わらないと言う。胃がもたれる。この日夫が話したことは，5，6年前から本人がいびきをかいていたが，そのことを本人に告げると気にすると思って言わなかったという。しかし呼吸が止まることはなかったという。高血圧はありこの日は158-80mmHgあった。首の上の方が痛いことがあると言う。本人に黄連解毒湯の効能・効果を説明したところ，自分の症状にぴったりあてはまるようだと言い，服薬に同意する。

　　処方：黄連解毒湯　　　　7.5g　　　3×毎食前

　11月10日：気分がよい。疲れるのがとれた。中途覚醒が4回が2回となる。22-23時に入眠。寝つくまでに30分かかる。5時に目覚める。7時間ぐらい熟睡している。夢は時々みるが，内容は忘れている。昼寝は2時間。いびきは50％くらいに音も低くなり，時間も短くなったという。夜の眠りが深くなり，気分も明るくなったという。

　　処方：黄連解毒湯　　　　7.5g　　　3×毎食前

　11月24日：就床22時。入眠まで20分以内。目覚め5時。トイレに1，2回行くがすぐ寝つく。昼寝は昼食後1時間くらいをたまにとる程度。いびきもあまり聞こえなくなったという。6，7時間は眠っているという。気分も明るくなったという。

　　処方：黄連解毒湯　　　　7.5g　　　3×毎食前

　⦿黄連解毒湯は，漢方の解説書で比較的体力があり，のぼせ気味で，精神不安，不眠などのあるときに用いると書かれていたので用いてみた。

6）柴胡加竜骨牡蛎湯
● 症例14　67歳　男性

　X年3月17日初診。5，6年前よりめまいと血圧の上昇が起こった。某病院で検査を受けたが異常はないと言われた。その半年後，脳神経外科で脳の血液の

流れがわるくなっていると言われ、治療を受けた。その後下腹部の痛み、発熱があったこともある。X－1年3月頃から目が疲れ、また以前からあった耳鳴りもひどくなり、さらにめまい、血圧上昇、不眠があり、睡眠薬を服用している。しかし、めまい、血圧上昇が疲れたときに起こりやすい。現在はめまいと耳鳴りを主に訴えている。デパスをのむとよく眠れるので、現在はデパス0.5mgとセロクラール60mgを服用している。体重は75kg、身長162cmで肥満がある。

処方：1）大柴胡湯　　　　　7.5g　　　3×毎食前
　　　2）デパス　　　　　　1mg　　　1×就寝前
　　　3）メイラックス　　　1mg　　　1×夕食後

GHQ　25（5：4：0：1）

4月3日：大分よいようだと言う。以前から目が疲れていた。首をふったときにふらっとする。いびきはひどくない。耳鳴りはある。最近は血圧が安定している。眠りはよくなった。気分はいくらかよい。

処方：1）大柴胡湯　　　　　7.5g　　　3×毎食前
　　　2）セディール　　　　30mg　　　3×毎食後
　　　3）メイラックス　　　1mg　　　1×夕食後
　　　4）レンドルミン　　　0.25mg　　1×就寝前

4月6日：セディールをのむと何となくわるいという（何でわるいのかよくわからない）ので中止した。

5月1日：セディールをのむと一寸しびれるような気がしたという。これは3、4時間続いた。首をふったりするとめまいがする。睡眠薬なしで眠れる。めまいはかなり減った。血圧も安定してきた。耳鳴りは少し減った。いびきはないと妻が言う。

処方：1）大柴胡湯　　　　　7.5g　　　3×毎食前
　　　2）メイラックス　　　1mg　　　1×夕食後

5月22日：めまいは大分よくなった。目が疲れる。血圧は正常となる。耳鳴りは変わらないが今は気にならない程度。いびきはない。体重は76.5kg、身長162cm。

処方：1) 2) 同じ

6月5日：頭のふらふらはよくない。めまいもある。血圧は正常。いびきはほとんどない。食欲が出てきた。耳鳴りはある。

処方：1) 柴胡加竜骨牡蛎湯　　7.5g　　3×毎食前
　　　2) メイラックス　　　　1mg　　1×夕食後

6月17日：頭のふらふらは大分よくなった。めまいはなくなった。たちくらみはある。この前の薬になってからよいようだという。耳鳴りは変わらない。いびきは大分よい。眠りもよい。食事がおいしくなった。血圧は正常である。

処方：1) 2) 同じ

7月3日：めまいはほとんどない。たちくらみもよくなり，半分くらいになった。いびきはほとんどない。耳鳴りは依然としてあるが前より気にならない。血圧は125-76mmHgで安定している。

目の疲れはたしかにある。眠りは大体よい。レンドルミンはほとんど使用しないでよい。

GHQ　2　(0：1：0：0)

7月31日：めまいは消失した。眠り薬は不要になった。ほとんど完全に症状がとれたと言う。

●比較的体力があり，耳鳴り，高血圧，不眠があったので大柴胡湯，柴胡加竜骨牡蛎湯などを抗不安薬と併用してみた。4ヵ月後にはほとんど症状が消失している。眠り薬が不要になった点で本人も満足している。

●症例15　80歳　男性

X年8月1日初診。X-10年台風で倒れた木の後始末をしていたら，手がふるえるようになり近くの医院を受診。パーキンソン病ではないかと言われ，朝夕薬を処方してもらっていた。ふるえて字が書けないほどであったが，3，4年服薬してよくなっている。X-8年腰痛で整形外科病院に入院中にパーキンソン病が難病指定を受けていることを知り，気になり考えこむようになった。知

人がパーキンソン病で死亡したこともあり，不眠が起こるようになった。某病院で睡眠薬を処方してもらいよく眠れるようになった。他の病院で不眠の治療を受けたがいらいら感がとれず，頭がすっきりしないので当科受診した。

初診時の神経学的検査ではパーキンソン病は否定された。

それ以来，レスリン 25mg，レンドルミン 0.25mg，ゾピクロン 7.5mg が主に用いられて眠りはよくなっている。

X＋2年に入ってからも，寝つきもよく，6，7時間は眠っているという。

2月27日もゾピクロン 10mg，レンドルミン 0.25mg，レスリン 25mg を就寝前に服用している。

3月27日：1週間くらい前に2晩続けて眠れないことがあった。下腹部のはった感じがするという。眠れないときに下腹部のはった感じが起こる。体重は 65kg で身長 163cm である。便通はやや不規則である。顔面はやや赤い。血圧は高い方である。実証と考えてこの日より柴胡加竜骨牡蛎湯 5.0g を朝夕2回に分けて服用。

4月7日：下腹部のはりがなくなり，そのため息苦しかったのがとれたという。便通もよくなり，すみやかに眠れるようになったという。

柴胡加竜骨牡蛎湯がよく効いたので時間をかけてゾピクロン，レンドルミン，レスリンを減量してゆくように告げる。

血液所見では中性脂肪 161（50－150mg/dl）で少し高い。

● 症例 16　56 歳　男性

30 歳頃から不眠傾向があった。日中いらいらして仕事に身が入らず，休みがちであった。近医でさまざまな睡眠薬，抗不安薬を投与されたが改善せず，次第に用量が増え，ふらふらすることもあった。それでも毎日服用せずにはいられない状態であった。高血圧治療を機会に受診している。

体格はがっしり型で実証。不眠といらいらを強く訴えた。うつ病を示唆するような抑うつ気分，日内変動は認められなかった。頭部 CT，血液生化学検査などでは異常は認められなかった。

いらいらを中心とした神経症性の不眠が目立っていたために，柴胡加竜骨牡蛎湯7.5g/日分3を処方した．投与2週間後には，いらいらもやや軽減し，入眠がスムーズとなった．4週間後にはさらにいらいらが減り，熟睡感が得られるようになったため，睡眠薬などの用量を徐々に減らしていった．8週間後には，睡眠薬などの用量を以前の3分の1まで減らすことができた．

◉この報告者は，この例は不眠といらいらを訴えた中高年者の神経症性不眠に対する漢方治療の有用性と安全性を示唆するものと考えている[24]．

7) 不眠，その他の漢方薬

夜間の頻尿による不眠に対して，八味地黄丸が著効した1例が報告されている[21]．

● 症例17　69歳　男性

数年前より，夜間に排尿に立つようになった．次第に回数が増し，最近の1年間は一晩に10回近くも起きるようになった．

そのため，いつも睡眠不足で，全身倦怠感が強く，食欲も低下してきた．近医で処方された薬も無効で，夜の訪れが恐怖となり，不眠を訴えるようになり受診した．受診時は焦燥がつよく，顔色がわるく，一生懸命自分の症状を訴えた．腹診では上腹部にくらべて下腹部が軟弱無力（臍下不仁）で，さらに腹壁正中部の皮下に，鉛筆の芯のような索状物（正中芯）を触れた．八味地黄丸エキス顆粒（医療用）7.5g/日の投与を開始したところ，投与4日後より夜間排尿の回数が減少してきた．14日後の再診時には，夜間に1回起きるだけになっており，頻尿が改善したため，不眠も解消し，顔の表情もすっかり明るくなっていた．

◉沖本[21]は本例を診て，初老の男性で，夜間の頻尿，臍下不仁，正中芯を認めたことから，典型的な八味地黄丸証と考えている．不眠，焦燥は本人にとってかなりの苦痛であったことは推察される．八味地黄丸がこのような例

にきいたことは注目される。

　夜間頻尿は眠れないから頻尿が起こるとも考えられるが，このような劇的な改善がみられたことは特筆される事実である。尾崎崇ら[22]は古くから睡眠に効くとされている酸棗仁湯を使用しているが，現在用いられている睡眠薬と比較して即効性が確認されたのは小数例に限られていた。しかし，酸棗仁湯と睡眠薬（ゾピクロン）とを併用することによって12例中8例に睡眠時間の明らかな延長を認めている。30 - 60分延長が4例，60 - 90分延長が1例，90 - 120分延長が2例，120分以上延長が1例にみられたという。併用によって血中ゾピクロンの消失が促進されているが，それにもかかわらず睡眠時間が延長されていることから，酸棗仁湯中有効成分の作用点がゾピクロンと異なっており，両者になんらかの複合作用が存在すると考えている。

　尾崎崇らはまた酸棗仁湯の主薬である酸棗仁の有効成分を明らかにするために，酸棗仁熱水抽出エキス投与後のラットの血液および胆汁中に酸棗仁由来成分であるスピノシンとフェルロイルスピノシンを検出し，それら各成分がマウスにおけるヘキソバルビタール睡眠時間を有意に延長することを報告している。現在用いられている睡眠薬との併用効果の可能性について示唆する研究である。

4．更年期の睡眠障害に用いられる漢方薬

　更年期とは，女性の閉経前後の数年間（45歳頃から55歳頃まで）を意味し，生殖期から非生殖期への移行期である。卵巣の働きが衰退し，内分泌のバランスが大きく変動し，それとともに心理 - 社会的な変化も起こり，身体的，精神的に様々な症状がみられる。更年期障害の症状は，睡眠障害に限らずいろいろな症状があり，その訴えも多様である。更年期障害は生物的，心理 - 社会的に理解することが大切である。

　血の道症というのは更年期障害も含んでいるが，妊娠，出産，流産，月経

表3-1　更年期障害の症状

分　類	症　状
血管運動神経	のぼせ，ほてり，発汗，動悸，めまい，頭痛，しびれ感，蟻足感など
精神神経症状	不安感，不眠，抑うつ，イライラ感
運動器症状	肩凝り，関節痛，腰痛，神経痛
その他	易疲労感，皮膚瘙痒感など

など，女性の生理現象に伴って発症する症状を指している。つまり更年期に限らない広範囲の障害をいう。更年期障害に対してはホルモン療法や種々の向精神薬による治療が行なわれているが，漢方治療が最も適していると言われている[1, 16, 25]。

　更年期障害では同時に多くの愁訴を訴える症例が多くみられるが，漢方治療の原則は，全身の状態をととのえ，自然な眠りを可能にすることである。したがって睡眠障害のみを単独で考えることはできない。

よく用いられる処方

《実証に使われる処方》

- 柴胡加竜骨牡蛎湯（さいこかりゅうこつぼれいとう）

　体格は中等度以上で，不安，不眠，動悸，いらいら，肩こり，便秘の傾向がある人。腹部をみると胸脇苦満があり，腹部大動脈がドキドキしている人。

- 桃核承気湯（とうかくじょうきとう）

　体ががっしりしている。のぼせやすく顔のほてりがあり便秘がち。下腹部の抵抗や圧痛がある。

- 桂枝茯苓丸（けいしぶくりょうがん）

　桃核承気湯の証と似ているがすべての症状が軽いもの。下腹部の抵抗感と圧痛，のぼせ。

- 女神散（にょしんさん）

  体格，体力中等度以上のもの，特にのぼせとめまいを主訴とするもの。気がふさぎ，人と話すのをいやがる人。

- 三黄瀉心湯（さんおうしゃしんとう）

  のぼせる感じがつよく，顔がほてり，便秘し，いらいら，不眠がある。みぞおちのつかえた感じ。

《中間証に用いられる処方》

- 加味逍遙散（かみしょうようさん）

  更年期障害にひろく用いられる。気分の変動があり，のぼせ，食欲不振など種々の愁訴のあるもの。

- 抑肝散（よくかんさん）

  いらいら，怒りっぽい，肩こり，動悸や不眠，攻撃的な言動，腹力は軟弱で，腹部大動脈の拍動を触れる場合によい。

- 抑肝散加陳皮半夏（よくかんさんかちんぴはんげ）

  抑肝散よりも体力，体格が弱いもので神経がたかぶるものに用いる。

- 柴胡桂枝湯（さいこけいしとう）

  のぼせやすい，上半身に汗をかきやすい。右の肩がこりやすい。頭痛，身体の痛みがあるもの。みぞおちの軽い抵抗感。

《虚証に用いられる処方》

- 当帰芍薬散（とうきしゃくやくさん）

  体力がなく，顔色がすぐれず，月経の障害があり，手足が冷え，疲れやすい人，腹力，脈力ともに弱い。

- 半夏厚朴湯（はんげこうぼくとう）

  みぞおちのあたりが多少つかえるような感じ，のどには何かがつかえている感じ，不安感，抑うつ傾向，動悸がある人。

- 甘麦大棗湯（かんばくだいそうとう）

情緒不安定，少しのことに興奮しやすい。生あくび，へその上に軽い動悸がふれる。

- 桂枝加竜骨牡蛎湯（けいしかりゅうこつぼれいとう）

くよくよする。根気がない，いらいらする，のぼせやすい，肩こり，軽いめまい，のどのつかえた感じ

以上のように更年期障害に用いられる処方はいろいろとあるが，臨床の実際ではなるべく証にあわせて1種類くらいのものについて使用経験をつむことが大切なように考える。

- 症例18　46歳　女性

更年期障害による不眠症の治療例は示唆するところが大きい[16]。

46歳の女性は1年くらい前から眠れなくなった。同時に生理が不順になりはじめ，間隔が1，2ヵ月のびるときがあった。また疲れやすくなり，始終いらいらして怒りっぽくなると同時に寝つきがわるくなりはじめた。さらに片頭痛のひどい日があったり，カーッとのぼせたりするようになり，患者自身で更年期障害ではないかと考えている。眠れないためにハルシオンを2錠のんでも，いやな夢ばかりみて，夜中に目が覚めると，仕事のことや子供のことが気になって眠れない。ハルシオン以外だと眠れない気がしている。

この患者が一番苦にしているのは眠りがわるいことで，その他にも下痢をしやすいこと，片頭痛，のぼせ，冷え，疲れやすい，生理不順，いらいら，気分が晴れないなどの訴えがあり，「更年期障害」の典型例と考えられている。血圧は低く，やせて顔色がわるく，腹部の緊張もなく，へその横の大動脈がドキドキするのがふれるとよくわかる。自律神経失調のような症状に対してよく用いる桂枝加竜骨牡蛎湯をこの患者に使用している。益田の考えによると融通のきかないくらいくそまじめで几帳面な女性が中年になって多くの不定愁訴を訴えるとき，特に睡眠障害があるときには，まず最初に使うことにしているという。

睡眠障害に対しては比較的作用の弱い睡眠薬を用いることにしているが，漢

方治療をするとそれでも充分であるというのが益田の考えでハルシオンの使用に対しては否定的である。桂枝加竜骨牡蛎湯はこの患者に非常によく効き，食欲もふつうに戻り，全体として調子がよくなり，起床時にあった頑固な頭痛もほとんどおさまった。1ヵ月後にはいらいらする日もなくなり，眠剤がなくても眠れるようになった。しかし顔色がまだ充分でないと感じられた。疲れてやつれた感じはまだ残っていた。こんなときに以前使用していた十全大補湯を桂枝加竜骨牡蛎湯に加えている。患者は十全大補湯を2日くらいのんだところ，おなかの調子がよくなって，それまで食べられなかったものも食べられるようになり，身体が温まって消化もよくなったと喜んだという。桂枝加竜骨牡蛎湯の効く人には十全大補湯を併用した方が治りが早いという。

◉この著者は毎日の臨床経験の中から十全大補湯を高く評価している。
　十全大補湯は全身倦怠感，食欲不振，顔色不良，盗汗，口中乾燥感などを伴う場合に効果があると言われている。
　方剤の選択はこのような経験の積み重ねによることが多い。

●症例19　48歳　女性
　X年4月7日初診。看護婦として病院勤務。2年くらい前から夜勤のあと入眠に1時間から1時間半かかるようになった。気分も落ち込み，何もしたくないことがある。頭痛が起こり，頭の芯が痛い，ひどいときはむかつきが起こる。最近は3日おきに起こる。入眠したらよく眠るが，夢が多い。電車に乗り遅れるとか，登山をしていて山頂に登りつけないような夢である。
　体重は40kg，身長145cmでほっそりとした体格である。生理は25歳でなくなったのでホルモン剤の注射を受けたが，効果はなかった。
　初診日にレンドルミン（ブロチゾラム）0.25mgを処方する。5月19日，レンドルミン0.125mgで入眠できるようになったが，気分の落ち込み，頭痛，頭重感はあるという。当帰芍薬散7.5gとレンドルミン0.25mgを処方。6月2日，当帰芍薬散は食前にのむと胸やけがするので，朝と夕のみ食後に内服。睡眠も

よくなり，レンドルミンは2週間に3回だけ服用，肩こり，いらいらもほとんどなくなったので当帰芍薬散のみ処方した。
　7月7日：睡眠薬は5日に1回のみ使用。頭痛も消失し，落ち込み，いらいら，肩こりもなくなり，夢もみなくなったということである。

　●当帰芍薬散は更年期障害（頭重，頭痛，肩こり等）に効くことが知られているが，入眠困難，気分の変調，いらいら，夢見に効果があった点，注目される例である。この症例は初診より約5年後に診察したが，漢方薬は胃がもたれるのでレンドルミンを時々服用している。

5．その他の不眠症

　老年期痴呆の睡眠障害に対しては，黄連解毒湯，当帰芍薬散，釣藤散，抑肝散，八味地黄丸，牛車腎気丸などが用いられる。老人では体力の衰えも起こるので虚証に用いられる方剤が使いやすい。著者は当帰芍薬散や釣藤散を比較的多く使用している。老年期痴呆ではベンゾジアゼピン系薬物に反応しないことが多いので漢方薬を試みる。
　パーキンソン病では睡眠関連障害がしばしばみられる。これらの症状はベンゾジアゼピン系薬物に反応しないことが多い。
　新しい非麦角アルカロイド系ドーパミン作動薬タリペキソールには抗パーキンソン病作用のほかに，鎮静作用があるとの報告がある。中村ら[17]は特発性パーキンソン病患者27人の患者のうち12人（44％）が不眠を訴えており，25人中14人（56％）に鮮明な夢が，8人（32％）に悪夢が認められたと報告している。その他の報告でもパーキンソン病患者では睡眠障害が半数以上に認められている。
　パーキンソン病ではノンレム睡眠の第1段階が増加し，ノンレム睡眠の第4段階やレム睡眠が減少する。またパーキンソン病患者では閉塞性の無呼吸を起こしやすく，そのため覚醒することも多い。今のところパーキンソン病

の睡眠障害に対してタリベキソールの有効性が報告されているが，漢方薬に反応するものもあることが期待される。

　しかしロピニロールやプラミペキソールのような非麦角アルカロイド系ドーパミン作動薬を服用している患者に自動車事故が多いことが指摘されていて，同じドーパミン作動薬でもその使用にあたって眠気には充分注意するように言われている。日中でも急に眠気が起こることが報告されている。

　タリペキソールと大柴胡湯とは睡眠時無呼吸にともに効果があるのでパーキンソン病における睡眠障害に対して漢方薬の使用も試みられてよいと考えている。

《文献》
1) 赤松達也，秋山敏夫，松岡隆，森岡幹：更年期と睡眠障害．Prog. Med, 18：699-703, 1998.
2) 藤原道弘：実験的記憶障害に対する当帰芍薬散の改善作用．神経精神薬理, 12(4)：217-226, 1990.
3) 萩野信義：当帰芍薬散の中枢薬理―神経化学的研究．神経精神薬理, 12(4)：229-234, 1990.
4) 萩野信義：脳に対する当帰芍薬散(TJ-23)の作用様式―特にアルツハイマー病について．神経精神薬理, 12(4)：229-234, 1990.
5) 萩野信義，吉田充男，長谷川和夫（編著）：漢方薬と脳機能．TJ-23懇談会講演集，メディカル・ジャーナル社, 1991.
6) 平松緑：当帰芍薬散の脳内神経伝達物質に及ぼす影響．JAMA〈日本語版〉別刷付録, 1997年4月号, 26-27.
7) 稲永和豊，台之尊啓次郎，二宮嘉正ほか：老年期認知障害の当帰芍薬散による治療効果．Prog. Med, 16: 293-300, 1986.
8) 稲永和豊，古賀照邦：当帰芍薬散の睡眠改善作用―睡眠薬を漢方薬によって置換する試み―．精神科治療薬, 10(12)：1357-1363, 1995.
9) 稲永和豊，古賀照邦：高齢者への向精神薬の使い方―50症例より学ぶ．医薬ジャーナル社, 1996.
10) 石毛敦：Eℓマウスの易興奮性に起因した行動異常に対する柴胡加竜骨牡蛎湯の改善作用．Prog. Med, 17: 861-867, 1997.
11) Aizawa, R, Kanbayashi, T, Saito,Y. et al. Effects of Yoku-kan-san-ka-chimpi

hange on the sleep of normal healthy adult subjects. Psychiatry and Clinical Neurosciences, 56. 303-304, 2002.
12) 栗原久, 丸山悠司: マウスの改良型高架式十字迷路テストによる漢方剤の抗不安効果―ベンゾジアゼピン受容体の関与―. 神経精神薬理, 18: 179-190, 1996.
13) 栗原久, 丸山悠司: 高架式十字迷路テストによる半夏厚朴湯の抗不安効果に関する検討. 神経精神薬理, 17: 353-358, 1995.
14) 栗原久, 森田誠, 石毛敦ほか: 改良型高架式十字迷路装置による柴朴湯の抗不安効果発現物質の検索. 神経精神薬理, 18: 643-653, 1996.
15) 丸山悠司, 栗原久, 森田誠: 漢方薬の抗不安効果―改良型高架式十字迷路装置の開発とその成果. Prog. Med, 17(4): 831-837, 1997.
16) 益田総子: やっぱり劇的 漢方薬. 同時代社, 1998.
17) 中村重信, 本淨貴絵, 中村毅: パーキンソン病における睡眠障害とその治療. 老年精神医学雑誌, 12(12): 1454-1457, 2001.
18) 成田邦夫: 精神科領域における漢方治療. 漢方医学, 12(3): 165-172, 1990.
19) 大原健士郎編著: 精神科領域における漢方療法の実際. 新興医学出版社, 1994.
20) 大原浩市: 不眠症 名医と治す漢方事典. 週刊朝日編, 朝日新聞社, 2002.
21) 沖本二郎: 夜間頻尿による不眠に対して八味地黄丸が著効した1例. 漢方診療, 17(3): 9, 1998.
22) 尾崎崇, 小原信一, 斉藤謙一: 不眠治療におけるゾピクロン, 酸棗仁湯の使用効果. 漢方医学, 22(5): 158-159, 1998.
23) 佐々木健郎, 吉崎文彦: 黄連解毒湯の中枢作用と抗ストレス作用. Prog. Med, 17: 868-874, 1997.
24) 篠崎徹: 不眠, イライラを強く訴える中高年者に柴胡加竜骨牡蛎湯が有効であった1例. 漢方診療, 17(4): 10, 1998.
25) 戸出健彦, 菊池義公, 中田英之, 永田一郎: 2. 更年期障害と漢方―抗ストレス作用を中心に―. Prog. Med, 17: 843-847, 1997.
26) 山田和男: 漢方と最新治療, 9(1): 19-20, 2000.
27) 吉田充男: 当帰芍薬散 (TJ-23) のラット前頭葉アセチルコリン合成酵素に対する影響 漢方薬と脳機能. TJ-23懇談会講演集 (荻野ほか監修), メディカル・ジャーナル社, 1991.

第4章 いびきの漢方治療

1. いびきはどうして起こるか

　いびきは幼児から老人まで，男女ともにすべての年齢層で起こり，健康にとって大して問題にならないものから，生命をおびやかす危険なものまである。いびきというのは睡眠中，呼吸に伴って鼻や口からうるさい音を出すこと，またその音を意味しており，気道，特に軟口蓋の振動によって出るものである。私たちが眠っているとき，呼吸の際に，空気の通り道（気道）が狭くなったり，閉鎖されてしまうと，空気の通路がふさがれるので，空気は鼻やのどの奥を押し開き通過するが，そのときにいびきが発生する。また気道をかこむ組織や気道内の分泌物も振動し，耳ざわりな振動音が発生する。ふつうは吸気の際にいびきが発生し，空気を吐くときには出ないが，ひどいときには吐くときでも吸気でもいびきが発生する。
　いびきは心身の疲れやストレスによっても起こり，またお酒をのんだときにも起こる。
　アルコールをのむと筋肉の弛緩が起こり，気道が狭くなっていびきが発生する。
　また年をとると筋肉の弛緩が起こり，気道がふさがれやすくなる。これらのいびきはあまり病的な意味がないことが多い。

肥満が起こると軟口蓋や咽頭壁に余分な脂肪がついて，気道の閉塞が起こることがある。成人で大きないびきをかく人には肥満した人が多くみられる。
　次に構造上の異常が咽頭や鼻腔にある場合（へんとう肥大，あごが異常に小さいとか鼻中隔弯曲などの形態上の異常があるとき），いびきが起こる。また大して理由がわからないのにひどいいびきが毎日起こる人がある。
　次のような人がいびきをかきやすいことも知られている。
　肥満型で，首が太く短い人，高血圧，心臓病，糖尿病など持病のある人がよくいびきをかく。しかしこれはいびきが長期間続いた結果なのかどうかは必ずしも明らかではない。

2. いびきの疫学

　われわれは横臥位か仰臥位で眠っている。一夜のうちに体位を変換する。仰臥位で就寝しているときにいびきが最も起こりやすい。このとき，重力により舌根部および軟口蓋が沈下するため上気道は狭くなる。入眠すると，全身の骨格筋は弛緩するが，上気道の筋群も弛緩するため上気道はさらに狭くなる。健康な人ではある程度上気道が狭くなることは呼吸に影響を与えないが，図4-1に示すように扁桃肥大や軟部組織，脂肪の増殖などが起こっていると，上気道は狭くなりいびきが発生する。また，上気道に解剖学的異常が

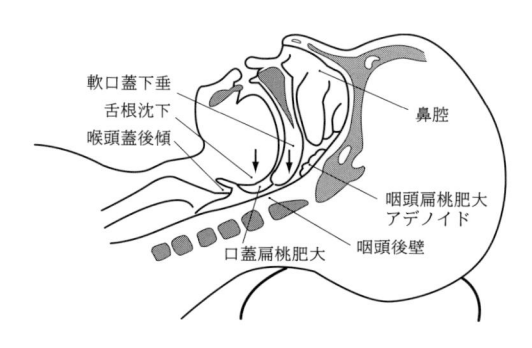

図4-1　いびきが発生する上気道の図

なくても，上気道筋群の活動性が低下していると睡眠中にいびきが起こりやすい。ふだんはいびきをかかない人が，飲酒して眠ったときにいびきをかくのはアルコールによって上気道筋が緩み，気道を弛緩させるからである。つまりいびきは睡眠中上気道が狭くなり，呼吸をさまたげているときに発生するもので，そのために睡眠も障害されるのである。いびきは前にも述べたように熟睡状態を現わしているのではなく，質のよい睡眠の邪魔をしているのである。上気道が狭くなり，いびきが生ずるような病態では，無理に呼吸をしなければならないため，中途覚醒がしばしば起こり，深い睡眠を妨げる。いびきだけでなく閉塞性睡眠時無呼吸症候群（Obstructive Sleep Apnea Syndrome; OSAS）にまで進むと，上気道は完全に閉じてしまい，努力して呼吸しようとするため，たびたび夜間の中途覚醒を起こすのである。そしてこのような患者は夜の寝不足を起こすことになる。どのくらいの人がいびきを習慣的にかくのだろうか？

習慣性いびき症の頻度は粥川ら[6]によって調査されている。男性の16％，女性の6.5％に習慣性いびき症が認められたという。男性では50歳代にピークがみられた。女性では40歳未満の人では比較的少ないが，50歳以後の更年期から閉経以後に増加するようであったという。古川[2]は携帯型睡眠時無呼吸障害検出装置を用いて健康診断受診者について調べ男性の21.3％，女性の7.6％に習慣性いびき症を認めている（図4-2）。

高度のいびきは閉塞性睡眠時無呼吸以外にも高血圧症，心筋梗塞，虚血性心疾患，脳血管障害を合併する頻度が高く，これらの疾患の危険因子と考えられる。

いびきはごく些細な厄介ごとでもあり，また生命を脅かす病気の症状でもあるというのが一般的な見解である。

いびきと睡眠時無呼吸症候群との関係については，いびきがあるからといって無呼吸症候群があるとは言えない。しかしいびきが大きく持続性であると，無呼吸がなくても呼吸が異常になり，夜間に高血圧が起こることがある。いびきあるいは睡眠時無呼吸にかかっている73人の患者において騒音

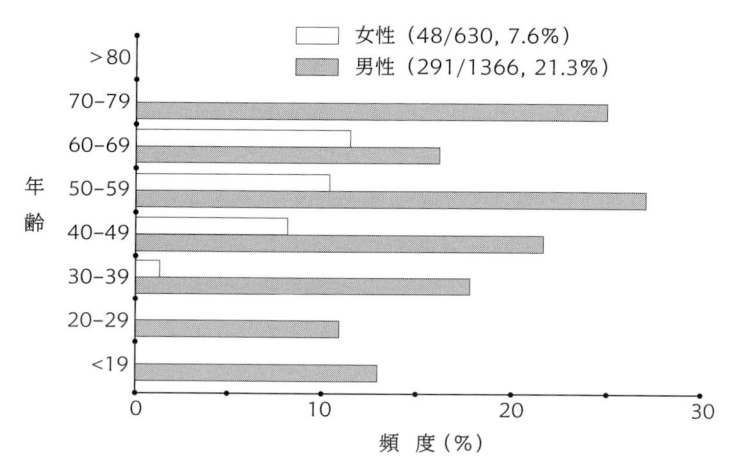

図 4 - 2 健康診断受信者にみられた習慣性いびき症の頻度（文献 2）

計を用いていびきの強さ（大きさ）が調査された[5]。

仰向けの姿勢で，口から 50cm の距離でいびきの平均強度は 61.7dB で，横臥位で 53.7dB であった。食道内圧の振幅と仰向け，横臥位姿勢におけるいびきの強度との間には正確な相関があった。これらの所見はいびきの強度は睡眠関連の呼吸障害の有用な指標であることを示唆していた。

いびきは日によっても時間帯によっても変わるので，ある断面だけの観察では不充分である。

いびきの中でも無害なのは鼻性いびきで，この型のものでは，本人は口のかわきを朝訴えることが多い。感冒やアレルギー性のものが大部分である。

サンマリノでの調査の結果では，一般人口の 19% が常習性のいびきかきであった[1]。これはわが国における調査と近似している。サンマリノはイタリア半島北東部にあるヨーロッパ最古の共和国，首都サンマリノ，4 世紀はじめにローマ帝国のキリスト教弾圧を逃れてチターノ山にこもったマリノらが建国，面積約 61 平方 km，人口 2.4 万人（1992）の世界で最も小さい国である。

この調査では性別と年齢が関係していることがわかった。40 歳以上では，

男性の30％，女性の20％がいびきをかき，60歳以上ではそれぞれ50％と40％に増加した。体重も重要な因子で，体重超過の肥満病の約3分の1がいびきかきで，一方正常体重の人では10％の人々がいびきをかいているにすぎなかった。いびきをかく人では，いびきをかかない人よりも高血圧の頻度が高かった。成年以後は，いびきと体重とは同程度に，高血圧の存在を予告するよい指標になった。

これらのことからいびきは呼吸が中等度に障害されている徴候とみなすべきであるという。もし常習性なら高血圧や睡眠時無呼吸を起こすことがあるとみてよい。

いびきはまた社会的問題でもあり，いびきをかく人自身にとっては心理的負担となり，同衾者に対しては睡眠障害の種となる。

常習性いびきの治療法についてはあとで述べる。

3. いびきをかく人の症状の訴え

服部ら[3]は不眠を訴え精神科の不眠症専門外来を受診した患者の中でいびきがある症例について心理テスト（GHQ：General Health Questionnaire）による精神・神経症状（いわゆるMinor Psychiatric Complaints）を把握し，治療前後の経過観察を行なった。対象は不眠症外来を受診した患者の中で，ひどいいびきがある人8例（男性5名，女性3名），平均56.3歳である。これらの対象に日本版GHQ（60項目）検査を漢方薬による治療の前後に行なった。8例のGHQ総得点の平均は治療前13.8点，治療後は4.1点であった。また「身体症状」「不安・不眠」「社会活動障害」「うつ状態」の下位4尺度で得点が減少する傾向があった。GHQ 60項目中，治療前に50％以上の出現率があった項目は「元気なく疲れを感じる」75％，「悪夢をみる」62.5％，「日常生活はいつも競争である」62.5％，以下「朝起きたとき，すっきりしない」「夜中に目を覚ましてよく眠れない」「夜中に目を覚ますことがある」「いつもより何かするのに時間が掛かる」「日常生活，活動に意欲がなくなる」「困っ

表4-1 高出現項目の変化(%)

項目内容		治療前	治療後	前後差
Q3	「元気なく疲れを感じる」	75.0	25.0	50.0
Q19a	「悪夢をみる」	62.5	12.5	50.0
Q41	「日常生活はいつも競争である」	62.5	25.0	37.5
Q12	「朝起きたとき,すっきりしない」	50.0	0.0	50.0
Q22	「いつもより何かするのに時間が掛かる」	50.0	0.0	50.0
Q23b	「日常生活・活動に意欲がなくなる」	50.0	0.0	50.0
Q43b	「困ったことがあってつらい」	50.0	0.0	50.0
Q17a	「夜中に目を覚ましよく眠れない」	50.0	12.5	37.5
Q18a	「夜中に目を覚ます」	50.0	12.5	37.5
Q55b	「不安を感じ緊張する」	50.0	12.5	37.5
Q44b	「イライラしておこりっぽくなる」	50.0	25.0	25.0

Cut off point=50%, a=Factor of sleep disorder, b=Factor of depressive mode

たことがあってつらい」「いらいらしておこりっぽくなる」「不安を感じ緊張する」が50%であった。これらの項目について治療後の出現率を調べた結果,すべての項目で改善傾向がみられた(表4-1)。

　GHQは精神・神経症症状を把握し,神経症をスクリーニングする質問紙法として信頼性,妥当性を有する検査である。日本版GHQではGHQ総得点のCut off pointとして11/12,16/17の2つの弁別点が設定されている。睡眠障害を訴え「いびき」がある人はGHQ総得点平均が13.8点であり,正常者と神経症者のちょうど境界に位置し「病気というほどではないが何か体調や気分がすぐれずあまり熟睡感がない」状態にあると思われる。特に「夜中に目を覚まし,よく眠れない,悪夢をみる,朝起きたとき,すっきりしない」といった睡眠障害,「日常生活に意欲が出ない,元気がなく疲れ,いつもより何かするのに時間が掛かる」などの意欲の障害,「イライラしておこりっぽくなったり,困ったことがあって辛かったり,不安で緊張する」などの気分障害を自己評価している人が多いことがわかる。また自分を取り巻く外的環境

を「日常生活はいつも競争である」とストレスフルな状況であることを感じる人が多い。これらのいびき患者が高い回答率を示す項目は日本版 GHQ の因子分析で得られた 12 因子の中，「睡眠障害」因子と「心的なうつ状態」因子に該当するものが多い。

大柴胡湯，四逆散を使用した薬物療法の治療経過では投薬後 1-10 日で昼間の眠気の消失，抑うつ傾向の改善，熟睡感の回復などがみられた。また単身者でいびきの評価が不可能であった症例を除き全症例でいびきが抑制されるなどの治療効果が観察された。GHQ による自己評価では，睡眠障害，意欲障害，気分障害などが改善傾向を示した。特に意欲障害に関する項目や悪夢などの項目で改善度が高い傾向があった。睡眠時無呼吸者およびうつ病者はレム睡眠の障害があるとされていることから，これらの傾向はいびきがある睡眠障害者のレム睡眠障害改善との関連が示唆される。

4. いびきに効く漢方薬

大きいいびきは日常生活において種々の厄介な事を引き起こす。本人にとって眠りの質が変化して，いろいろの障害が起こるが，これは別のところで改めて検討することにする。周囲の人に対する迷惑は，いびきが他人の眠りをさまたげる原因となることである。

1) 大柴胡湯

著者は，ひどいいびきをかく人にその人の「証」にあう処方として大柴胡湯を用いていびきが消失するのを観察し，それ以来いびきの大きい人に大柴胡湯を使用しはじめた。症例をかさねていく過程で，いびき治療のみを希望する患者と，精神病院に入院もしくは外来通院中の患者で，いびきに対する大柴胡湯の抑制効果に差があるという印象を受けた[4]。

対象をひろげるために，12 名の精神科医によって診療されたひどいいびきのある患者 60 名（入院患者 36 名，外来患者 24 名，男性 40 名，女性 20

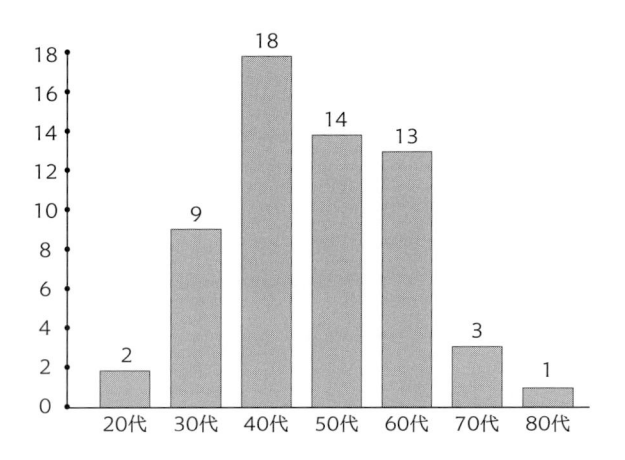

図4-3 いびきのある患者60名の年齢分布

表4-2 証

・肥満	22名
・やや肥満	2名
・標準	12名
・やややせ	2名
・やせ	3名

名，平均年齢51.7歳）について調べた。年齢分布は40歳代が最も多く（18人），50歳代（14人），60歳代（3人），30歳代（9人）であった（図4-3）。

対象については漢方で問題とする「証」に関して制限を設けなかったが，身長，体重ともに明記されていて，肥満とやせの判定が可能であった41名についてみると表4-2のようになっている。いびきがはじまってからの期間を調査できた29例について平均期間を調べたところ20年であった。いびきの訴え以外に基礎疾患のあるものは主として精神病院に入院中の患者で，統合失調症，非定型精神病，気分障害，器質性精神病，頭部外傷後遺症，てんかん，精神遅滞，神経症（不安障害）などであるが，長期入院の統合失調症患者が最も多かった。これらの患者は向精神薬その他の薬物を服用していた。大柴胡湯エキス顆粒（医療用）1日7.5gを3回に分けて毎食前に服用する。いびきに対して効果が期待できることを予め説明し，大柴胡湯の使用について同意を得た。

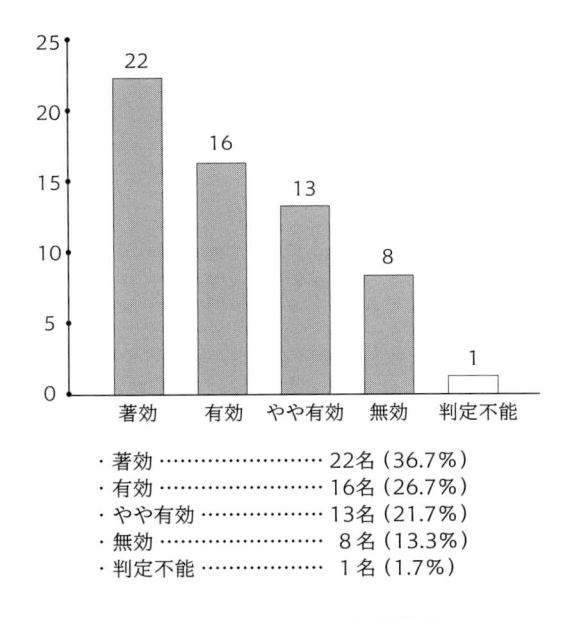

```
25 ┤  22
20 ┤       16
15 ┤            13
10 ┤                 8
 5 ┤
 0 ┤                      1
   著効  有効 やや有効 無効 判定不能
```

・著効 ……………… 22名（36.7%）
・有効 ……………… 16名（26.7%）
・やや有効 ………… 13名（21.7%）
・無効 ……………… 8名（13.3%）
・判定不能 ………… 1名（1.7%）

図4-4　大柴胡湯による治療効果

　また患者自身の症状が，大柴胡湯の効能効果の目標となる症状を含んでいることも条件とした。使用期間は最短1ヵ月としたが，症状が改善し，患者自身も希望すればそれ以上の長期にわたって服薬を続けてもらった。
　60名について効果判定を行なった。判定基準は著効（いびきがほとんど消失したもの），有効（いびきはあるが周囲の人々の眠りを妨げない程度まで改善したもの），やや有効（いびきはあるが治療前にくらべて半減したもの），無効，判定不能（本人および第三者からの評価ができないもの）とした。効果判定は週毎に行ない，1ヵ月後に最終判定を行なった。本人は評価できないので，家族もしくは病院の看護者の通告に基づいて担当医が最終的に判定した。定量的判定が望ましいが，実施は困難であるため，上述のような区分で評価した。1ヵ月間なんらの副作用もなく継続したものを対象とした（図4-4）。
　効果発現までの期間は，やや有効以上の51名のうち30名が1週間以内で，あとの21名は1ヵ月以内に効果が認められた。効果発現までの期間は，本人

図4-5 のグラフ

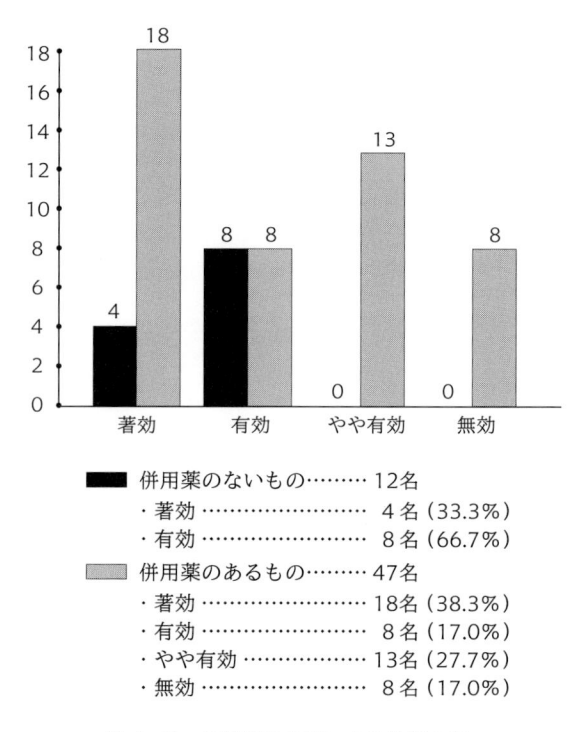

併用薬のないもの………12名
　・著効 ………………… 4名（33.3%）
　・有効 ………………… 8名（66.7%）
併用薬のあるもの………47名
　・著効 ………………… 18名（38.3%）
　・有効 ………………… 8名（17.0%）
　・やや有効 …………… 13名（27.7%）
　・無効 ………………… 8名（17.0%）

図4-5　併用薬の有無による効果の違い

が評価できない場合が多く，また，家族の評価もそれほど正確ではないので，実態と違っている可能性がある。その後の治療経験から考えると，比較的はやく効果が現われるようである。

　併用薬の有無による効果をみると，次のような結果がみられた（図4-5）。なお1名は併用薬の有無が確実でないため除外した。以上の結果から併用薬のあるものでは，効果のないもの，やや有効が21名（44.7%）であるのに，併用薬のないものでは1名もみられなかった。併用薬として表4-3のようなものが用いられていた。

　いびきのみの症例はすべて有効以上なので，向精神薬併用例のうち有効例と無効例1例ずつをあげる。

表4-3 併用薬

抗精神病薬	クロルプロマジン	10～100mg
	クロカプラミン	100mg
	スルトプリド	1200mg
	ブロムペリドール	10～20mg
	ハロペリドール	4mg
	レボメプロマジン	30～200mg
	カルバマゼピン	600mg
	スルピリド	100mg
抗パーキンソン薬	トリヘキシフェニジル	6mg
	マザチコール	12mg
	ビペリデン	2mg
睡眠薬	フルニトラゼパム	1～3mg
	ニトラゼパム	5～10mg
	ブロチゾラム	0.25mg
抗不安薬	エチゾラム	3mg
抗高脂血症薬	クリノフィブラート	600mg
降圧薬	ニトレンジピン	15mg
	アロチノロール	20mg

● 症例1　61歳　女性（有効例）

　X年11月より入院中の統合失調症の患者で，幻覚，妄想などまったく消失しているが，いびきのため同室の患者より責められることが多かった。本人はまったくいびきを自覚していない。大柴胡湯を使用しはじめていびきが減り，本人自身身体が軽くなったと感じている。便秘もなくなり，体重も減ってきたという。抗精神病薬としては4種類のものが用いられ，抗パーキンソン薬が2種類，下剤1種類が用いられている。

● 症例2　51歳　男性（無効例）

　X年発病，統合失調症でX＋19年5月14日より現在まで入院治療を受けている。同室の患者から大きいいびきを指摘されている。また，いびきをかいている間に呼吸が止まることも気づかれている。本人はまったくそのことに気づ

いていない。身長161cm，体重61kgである。いびきがいつからはじまったかは明らかでない。大柴胡湯による治療でも，いびきは改善しなかった。この患者は抗精神病薬5種類，炭酸リチウム，睡眠薬2種類と多剤が併用されていた。

　◉この経験から向精神薬などを服用している精神科の入院患者では，その効果がまったくみられない例があることが明らかになった。無効とやや有効を加えると44％にも達し，向精神薬を使用していない例では無効とやや有効がまったくなく，すべて有効か著効であった。この結果から，向精神薬使用中の患者では，大柴胡湯のいびき抑制効果が充分に発現しないことが明らかとなった。これは向精神薬自体がいびきを発生させる可能性を示唆するものである。このような例では使用中の向精神薬の種類と量を再検討する必要があると考える。この場合いびきは薬物の有害作用として現われたものである可能性がある。一部の患者では睡眠時無呼吸も証明された。入院患者の大きないびきは同室で眠る人の安眠をさまたげるだけでなく，患者本人の健康にもわるい影響が及ぶことも考えられる。さらにまた精神症状にもわるい影響を与えている可能性がある。精神科の入院患者に対していびきの有無を調べることは大切である。

2）柴胡加竜骨牡蛎湯

　柴胡加竜骨牡蛎湯は比較的体力があり，心悸亢進，不眠，いらだち等の精神症状のある人で次のような症状があるときに用いられる。

　　　高血圧症，動脈硬化症，慢性腎炎，神経性心悸亢進症，
　　　てんかん，ヒステリー，小児夜啼症，陰萎

　このような症状の表現には訂正しなければならないところもあるが，ここでは従来の通り記載する。柴胡加竜骨牡蛎湯7.5g中にはサイコが5.0g含まれており，サイコの量から考えてもいびきには効果があることが期待される。大柴胡湯よりこの方が服用しやすいかもしれない。小林[5]の症例を紹介する。

● 症例3　55歳　男性

　肥満，ずんぐりの体型。頸が短く二重顎，胸脇苦満著明（p.28 参照）。人間ドックにて脂肪肝指摘。肝機能障害を目標に大柴胡湯と柴胡加竜骨牡蛎湯の両処方を試みたところ，後者が違和感なくのみやすい。旅行業者のため海外出張も多く，その際睡眠は4時間前後で，副作用のためか全身に痒みが出現するが，服用しているほうが調子よく，翌朝の目覚めもさわやかで，疲労感が完全に消失して仕事ができる。妻にはいびきがなくなったと指摘されている。痒みには抗ヒスタミン剤を就寝前服用して対応している。

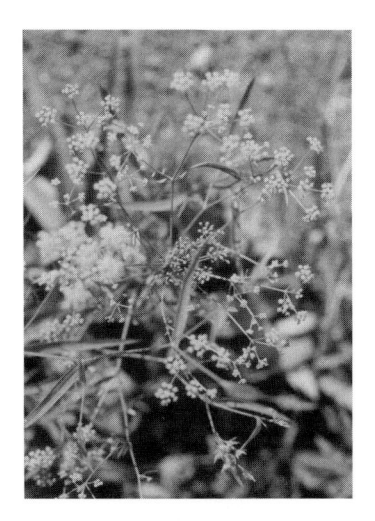

図4-6　柴　胡

● 症例4　63歳　女性

　高血圧症にて外来通院中。X年，右乳房切除。X + 20 年 2 月 15 日から 25 日まで，高血圧性脳症にて入院。身長150cm，体重60kg，やや実証，右季肋部に軽度の胸脇苦満がみられるが，臍動悸は極微である。外来通院中，いびきについて困っていると相談を受ける。日常生活での行動が制限され，いびきを心配するあまり，生活の範囲がどうしても狭くなる。婦人会や同窓会などでの小旅行も，同室者に迷惑がかかると思うと参加したくてもできない。風聞「あの人のいびきで大変迷惑だった」と聞くにつけ，余計に萎縮してしまう。いびきを目標に，上記漢方所見，高血圧症，実証タイプ，胸脇苦満，軽度の臍動悸により柴胡加竜骨牡蛎湯をX年6月29日より処方した。1日3回の服用で，いびきはほとんど苦にならないと夫が指摘。かつ目覚めもすっきりしている。

　◉報告者は実証からやや実証タイプのいびきに対して漢方薬が著効を示し

たことを報告している。両症例とも漢方製剤エキス顆粒（医療用）1日7.5gを使用している。

註）なおこの頃のいびきの漢方療法は山川ら[10]によっても行なわれている。

3）その他
《柴胡桂枝湯》

いびきのひどい症例に対する柴胡桂枝湯の治療効果については竹迫らの報告がある[9]。

竹迫らは脳卒中に慢性B型肝炎を伴う60歳男性の肝機能異常の漢方治療に，腹証として胸脇苦満と腹直筋緊張が認められるため柴胡桂枝湯エキス剤を用いたところ，いびきが著明に軽減することを経験している。いびきのひどい12例（脳卒中7例を含む，平均53.3歳，男10，女2例）に対して柴胡桂枝湯エキス剤7.5g/日の治療効果を検討した。効果判定は第三者の観察によるが，2週間後にはほぼ消失2例（17%），半減4例（33%），やや改善5例（42%），変化なし1例（8%）とほとんどの症例に効果が認められた。また効果発現には3-6日かかり，改善点はいびきの音量の減弱であり，治療を中止すると3,4日でいびきの音量も元に戻った。

1例での投与方法の検討では，倍量の夕食前5.0g 1回投薬でも，通常投薬と同等の効果が1週間後の判定で得られている。作用機序としてはてんかんに対する治療効果が知られていることから，何らかの脳神経中枢作用を介している可能性が考えられるとしている。

効果判定は入院患者ではいびきが気になる同室患者や付添い人，看護婦による判定とし，健常者2名ではその妻の観察によるものである。効果判定基準はいびきのほぼ消失を著効（＋＋＋），半減を有効（＋＋），やや改善をやや有効（＋），変化なしを無効（－）とした。

その治療効果は表4-4に示されている。著効2名，有効4名，やや有効5名，無効1名であった。著効例はいずれも脳卒中患者で，無効例は健常人の1名であった。

表4-4 柴胡桂枝湯によるいびきの治療効果

歳／性		疾患名	効果判定	
			1週目	2週目
1) 51	男	脳出血	+++	+++
2) 67	男	脳出血	+++	+++
3) 51	男	脳梗塞	++	++
4) 60	男	脳出血	++	++
5) 61	女	脳梗塞	++	++
6) 50	男	脳梗塞	+	+
7) 39	男	脳出血	−〜+	+
8) 72	女	脊髄損傷	++	++
9) 27	男	脊髄損傷	+	+
10) 76	男	末梢神経炎	+	+
11) 40	男	健常人	+	+
12) 40	男	健常人	−	−

　効果発現は投与開始後3-6日目であり，1週目と2週目で大きな差はなく，少なくとも2週間投与であれば効果判定は充分に可能であった。

　柴胡桂枝湯の効果発現はいびきの音量の減弱として認められたが，いびきそのものの出現頻度の減少や持続時間の短縮などには気づかなかったと報告されている。おそらくこの評価にはポリソムノグラフィによる精密な観察が必要であろう。

　柴胡桂枝湯の使用を止めると，2-4日目に元のいびきの音量に戻っている。
　おそらく効果発現，効果消失には3日くらいが必要であろうと考えられる。
　柴胡桂枝湯は効能，効果として発熱，汗出て悪寒し，身体痛み，頭痛，吐き気のあるものの次の諸症：感冒，流感，肺炎，胃潰瘍，十二指腸潰瘍，胆のう炎，胆石，肝機能障害，膵臓炎などの心下部緊張疼痛に効果があるとされている。サイコは大柴胡湯より1.0g少なく含まれている。

　　組成は　　サイコ…………5.0g
　　　　　　　ハンゲ…………4.0g

オウゴン………2.0g
カンゾウ………2.0g
ケイヒ…………2.0g
シャクヤク……2.0g
タイソウ………2.0g
ニンジン………2.0g
ショウキョウ…1.0g

　柴胡桂枝湯はてんかんの患者（中間‐虚証）にも用いられることがある．ショウキョウはショウガの根茎からとられ，抗けいれん作用があると言われている．

　なお竹迫らによる調査で，それ以前に行なわれたいびきに対する漢方治験報告は表4‐5のようである．

表4‐5　いびきに対する漢方治験報告

症例	疾患・症状	使用漢方
3歳 男[1]	ストロフルス，いびき	葛根湯
4歳 男[2]	肥厚性鼻炎，いびき	葛根湯
7歳 男[3]	チック症，いびき	抑肝散加陳皮半夏
15歳 男[4]	肥満，鼻づまり，いびき	葛根湯加川芎辛夷桔梗黄芩
43歳 男[5]	いびき	牛黄丸貼付　天柱刺激
59歳 女[6]	交通外傷，いびき	当帰鬚散
74歳 男[7]	多発性脳梗塞，睡眠時呼吸障害	補中益気湯

[1] 矢数道明：＜194）小児の大いびきとストロフルスに葛根湯．漢方治療百話（3）：201,1971．
[2] 矢数道明：＜193）肥厚性鼻炎による小児のいびきに葛根湯．漢方治療百話（3）：200-201, 1971．
[3] 矢数道明：＜60）チック症といびきに抑肝散加陳皮半夏．漢方治療百話（4）：83, 1976．
[4] 矢数道明：＜653）肥満少年のいびきに葛根湯加味方．漢方の臨床 35（3）：25-27, 1988．
[5] 矢数道明：＜192）大兵肥満男子の大いびきに天柱刺激．漢方治療百話（3）：199-200, 1971．
[6] 矢数道明：＜190）外傷後おこったいびきに当帰鬚散．漢方治療百話（3）：198,1971．
[4] 川俣博嗣，吉田一史，佐藤伸彦ほか：補中益気湯が奏効した睡眠時無呼吸障害の1症例．
　日本東洋医学会誌　42：457-458, 1992．

■ いびきについての相談：質問（Q）と答え（A）

Q) いびきで困っています。私自身は特に自分で困ることはないのですが，家内が最近私のいびきが大きく，時々息が止まると心配しています。また親しい仲間と一緒に旅行して同じ部屋に寝るといびきがひどいと言います。どうしたらいびきを治せるでしょうか？

A) 私が現在行なっているのは漢方薬を用いる治療法です。漢方薬を用いるときには，その人の体力や体格を考えて（これを「証」といいます），その人にあった漢方薬を用います。私が今までに治療したいびきの大きい人は体力・体格ともに充実した人が多く，漢方では「実証」と呼ばれており，このようなタイプの人には大柴胡湯を用いています。

Q) 漢方薬は効きはじめがおそいと言われていますが，効果はどのくらいたったらわかりますか？

A) 多くのいびきをかく人の治療をしてみてわかったことですが，はやい人ではのみはじめたその夜からいびきが小さくなったという例もあります。一般的には3日から1週間で効果が出る例が多いようです。しかし大多数の例では本人自身でいびきがあるかないか判断できないことが多いので家族，特に配偶者の報告が大切です。大体2週間のんだら効果のあるなしはわかります。それ以上のんでもいびきが止まらないとか低くもならないときは治療法を改めて考える必要があります。

Q) いびきに漢方薬が効くことは今まで知りませんでした。しかしいびきは必ずよくなりますか？

A) 現在50例以上の人を治療してみて効果のなかった人もあります。しかしよく調べてみると効果のない人は何種類も薬をのんでいる人であることがわかりました。

Q) どんな薬をのんだら漢方薬が効かないのでしょうか。

A) いろんな薬がありますが，睡眠薬，うつ病の治療薬，その他精神科でよ

く用いられる薬をのんでいる人，それも量と種類が多い人ほど効きにくいことがわかりました．この種の薬をのんでいない人ではほとんど効果が出ます．

Q) そうだとしたら日常使用する薬の中にはいびきを引き起こしたり，ひどくしたりする薬があると考えてよいわけですね．

A) 私はそのように考えています．ある薬をのみはじめていびきがはじまったら，その薬がいびきを引き起こしたと疑ってみる必要があります．よく知られていることですが，かなりお酒をのむとその夜のいびきが大きくなりますね．アルコールはいびきを誘発するのに最もよい薬だといえます．

Q) 70歳を過ぎたような人で，30代あるいはそれ以前からいびきが常習的にある人でも治療の対象になりますか．

A) いびきがはじまって50年たった人でもすみやかな効果が出ていますので，数年から数十年いびきが続いている人でも効果はみられます．

Q) 漢方薬で効果がみられた場合，ある期間漢方薬を使用したら，服薬を止めてもいびきに対する効果は持続するのでしょうか．

A) 今までの経験では，服薬を止めると再びいびきが起こります．しかし服薬したあとある期間いびきがなくなり，しばらくして再び起こりはじめて，それから再び治療をはじめる人もあります．

Q) 漢方薬をながく続けていると，いびきを抑制する効果が弱まるとか，効果がなくなるといったことはないでしょうか．

A) 今までみてきた例で，漢方薬の効果が弱まるとか消失した例はありません．

Q) 漢方薬でいびきの治療をはじめて，ある期間いびきがなくなり，漢方薬をのまなくてもよくなった例はないでしょうか．

A) 2, 3の例で，治療を止めてもいびきが消失したことを経験しました．食事を制限して体重を5, 6kg減らしたとか，今までアルコールをのんでいた人が禁酒したといった例でいびきが消失しています．いびきがなく

なるとそのまま通院を止める人もありますので，正確な数字はわかりません。

Q）肥満というのはいびきを起こしやすくするのでしょうか。

A）そのように考えています。いびきの治療は薬の使用とともに肥満の治療が大切です。例外的にやせていていびきをかく人がありますが，肥満している人が多いようです。

Q）いびきはその騒音が近くで眠る人の安眠をさまたげ，周囲に迷惑をかけるということの他に，いびきをかく人本人の健康にわるい影響を及ぼすものでしょうか。

A）いびきをかく人の中には夜間睡眠中に呼吸が止まる人が多くみられます。したがっていびきは睡眠時無呼吸を知らせる警戒警報と考えています。

Q）睡眠時無呼吸は，健康にどんなわるい影響を及ぼすでしょうか。

A）慢性の循環器障害や呼吸器の病気の原因になります。例えば高血圧が起こりやすくなります。心臓病や呼吸器病が多くなります。それから不眠症，昼間の過度の眠気が起こります。昼間の眠気のために交通事故を起こしやすくなります。職場での事故につながることもあります。その他物忘れ，注意集中困難，何となく消極的になるとか，抑うつ的になることもあり，いらいら感，疲れやすい，頭が重たいなどの訴えも多くなります。私は，老年期のボケにつながるのではないかと心配しています。夜間に頻繁に無呼吸が起こるとそれだけ新鮮な空気（酸素）が脳に運ばれないのですから脳も重大な被害を受けるわけですね。

Q）危険ないびきを見分けるにはどんなことに注意すればよいのでしょうか。

A）規則的であったいびきが時々途切れるようになり，荒い呼吸が起こったあとそれに続く静かな時間があり，そのあと突然爆発的にいびきが再開してくるようであれば危険ないびきと判断します。いびきだけでなく，体の動きが多く，体位の変化も多く，夜中に咳をしたり，何度も目を覚ましたり，起きあがったりするようであれば危険な兆候と判断します。本人は以上のようなことに気づいていないことが多いので，同じ部屋で

眠る人の観察が大切です。

Q: 睡眠時無呼吸があるかどうかはどうして確かめられるのですか。

A: ふつうの状態で眠ってもらいます。場合によっては昼間睡眠薬をのんでもらってその眠りの間に，無呼吸の有無を調べます。現在無呼吸の有無を調べる装置が考案されていて，それを身体の一部につけて眠るだけでよいのです。特にそのために寝苦しくなることはありません。

Q: 今までのお話でいびきのある人は，かなり長期間漢方薬を服用しなければならないようですが，漢方薬に副作用はないのでしょうか。

A: 漢方薬には副作用が少ないと言われています。たしかに副作用は稀にしか起こりません。しかしきわめて稀に起こるにしてもどんな副作用が起こるかを知っておく必要があります。

Q: どんな副作用が起こるかをおききしたいと思います。

A: 大柴胡湯による副作用について調べてみると，大柴胡湯で今までに薬剤性の間質性肺炎が起こった症例が全国で3例報告されています。いずれも他の薬剤と併用されている例です。その他にも稀に重大な副作用が起こりますのであらかじめ副作用について知っておくことは大切です。のみはじめたときに下痢が起こったり，便がやわらかくなったりしたという例はありますが，すぐなれてくるようです。

Q: そのような副作用を早く見出すにはどんなことに注意したらよいでしょうか。

A: 薬剤性の間質性肺炎について述べますと，その徴候として，咳，発熱，運動時の息切れなどの症状が現われます。このような症状は風邪でも起こるのですが，この3つの徴候があったら，主治医に相談してください。その他の副作用については担当の医師に説明を受けてください。

Q: いびきの治療に役立つ漢方薬にはどんなものがありますか。

A: 私が今まで自分で用いたものをあげてみます。

 1) 大柴胡湯
 これは体格，体力ともに充実した人で用いています。その1例をあげます。

• 62歳　男性

いびきは若い頃からあった。14年前から眠りはわるく，昼間の眠気もあった。7年くらい前から耳鳴りがはじまった。眠りが浅く，いびきをかく。いびきが止まることがある。全睡眠時間は，4時間くらい，頭重感，ふらっとする感じがある。

体力は充実している。大柴胡湯を処方する。大柴胡湯をのみはじめて4，5日していびきも消失。呼吸が止まる様子もなくなった。眠りも7日くらいしてよくなった。

2) 四逆散

体力中等度もしくはそれ以上の人で，用います。その例をあげます。

• 44歳　男性

6年前より猛獣のようないびきをかくと妻に言われている。四逆散を処方する。服薬後，10日くらいたっていびきは低くなり，妻によると，猛獣のいびきから小動物のいびきに変わり，あまり気にならない程度であるという。

以上，大柴胡湯と四逆散を用いて効果のあった例をあげましたが，いびきをかく人の体力，体格，その他本人の状態つまり証に応じて他の漢方薬も使用できると考えています。漢方薬はその人の証によって，どの薬がよいかを決めることができます。

Q) いびきをかく人のうち睡眠時無呼吸がある人はどのくらいあると考えられるでしょうか。

A) これはまだ正確なことはお答えできません。しかし習慣性に大きないびきをかいて周囲の人々に迷惑をかけるような人では睡眠時無呼吸がある可能性は大きいと考えてください。

Q) いびきをかく人で睡眠時無呼吸がある人ではどんな症状がみられるかを教えてください。

A) 全身の疲労感，精神的に不安定，起床時の口のかわき，頭痛，顔面や手足のむくみ，昼間の眠気，居眠り運転，記憶力，集中力の低下，などの

症状があれば睡眠時無呼吸の可能性があります．

《文献》
1) リチャード・M・コールマン，大熊輝雄訳：午前3時に目がパッチリ．日経サイエンス，1988．
2) 古川博史：睡眠時呼吸障害の疫学―自作携帯型睡眠時呼吸障害検出装置を用いて―．藤田学園医学会誌 臨時増刊, 12(3)：213-239, 1993.
3) 服部信行，稲永和豊：漢方薬で改善したいびき患者の心身状態の self assessment について．筑水会神情報研年報, 15：19-22, 1996.
4) 稲永和豊，内村直尚，武藤邦弘ほか：大柴胡湯によるいびきの治療―多施設共同研究―漢方診療, 18(5)：122-125, 1999.
5) Yoshiaki Itasaka, Soichiro Miyazaki, Kazuo Ishikawa et al. Intensity of snoring in patients with sleep related breathing disorders. Psychiatry and Clinical Neurosciences, 53: 299-300, 1989.
6) Yuhei Kayukawa, Syuichiro Shirakawa, Toshiji Hayakawa et al. Habitual snoring in an outpatient population in Japan. Psychiatry and Clinical Neurosciences. 54: 385-392, 2000.
7) 小林英喜：鼾に対する柴胡加竜骨牡蛎湯エキス顆粒の使用経験．漢方診療, 11(7)：10, 1992.
8) 岡田保：睡眠時無呼吸症候群の病態と治療．神経精神薬理, 18：97-104, 1996.
9) 竹迫賢一，日吉俊紀：いびきに対する柴胡桂枝湯の治療効果．日本東洋医学雑誌, 44(1): 31: 1993.
10) 山川浩治，戸川清，高崎聡一郎ほか：閉塞性睡眠時呼吸障害およびいびき症の治療とその選択基準．JOHNS, 7: 925-932, 1991.

第5章 睡眠呼吸障害の漢方治療

　睡眠に関連して生じる呼吸障害をまとめて睡眠呼吸障害という。

1. 閉塞性睡眠時無呼吸症候群（Obstructive Sleep Apnea Syndrome：OSAS）

　これは睡眠中の上気道閉塞によって起こる無呼吸の時期が頻回に起こり，そのために眠りが中断され，昼間の眠気を訴えることが多い症候群である。しかしながら夜間の眠りの中断を自覚している人は意外に少なく，また不眠，昼間の眠気を自覚していない人もかなりある。久留米大学の調査によると日中の眠気を訴える人は60％で，20％が夜の不眠を自覚し，20％の人は不眠も昼間の眠気も自覚していなかった[8]。

　主な症状として大きないびき，睡眠中の窒息感，あえぎ呼吸，中途覚醒，目覚めたときの倦怠感などがみられる。肥満，短い首，上気道の狭小化，小下顎，あるいは下顎後退が認められる。小児では口蓋扁桃の肥大によってこの症候群が起こることがある。

　昼間の眠気は夜間の睡眠が呼吸停止によって分断されることによって起こり，そのために交通事故，労働災害，学業，作業能率の低下，記憶，集中力の減退，抑うつなどが起こることがあり，生活の質の低下が起こる。

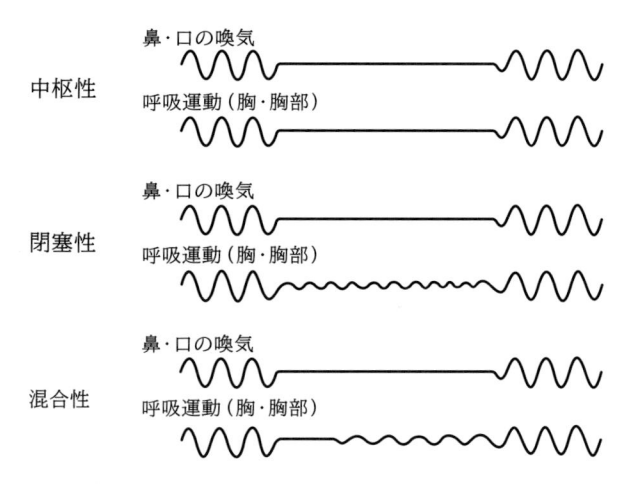

```
                  鼻・口の喚気
        中枢性    〜〜〜〜〜────────────〜〜〜〜〜
                  呼吸運動（胸・胸部）
                  〜〜〜〜〜────────────〜〜〜〜〜

                  鼻・口の喚気
        閉塞性    〜〜〜〜〜────────────〜〜〜〜〜
                  呼吸運動（胸・胸部）
                  〜〜〜〜〜〜〜〜〜〜〜〜〜〜〜〜〜

                  鼻・口の喚気
        混合性    〜〜〜〜〜────────────〜〜〜〜〜
                  呼吸運動（胸・胸部）
                  〜〜〜〜─────〜〜〜〜〜〜〜〜〜
```

中枢性：鼻と口からの喚気が停止するのと同時に，胸部と腹部の呼吸運動も停止する。
閉塞性：喚気が停止している間にも，胸部と腹部の呼吸運動が持続する。
混合性：1回の無呼吸が中枢型で始まり，途中から閉塞型へ移行する。

図 5-1 睡眠時無呼吸のタイプ（模式図）
内山眞：睡眠障害の対応と治療ガイドライン．より引用．

　また睡眠中の低酸素血症を長期間繰り返すことによって心臓，循環器系の合併症（高血圧症，肺高血圧，虚血性心疾患，その他）が起こる。
　中枢神経系の合併症としては低酸素脳症，脳血管障害，認知障害が起こることがある。
　無呼吸は3種類に分けられる。胸壁と腹壁の呼吸運動は保たれるが，口鼻孔レベルでの換気が停止する閉塞型，口鼻孔レベルでの換気が停止すると同時に胸部と腹部の呼吸運動も停止する中枢型，無呼吸のはじめが中枢型であるが，後に閉塞型に移行する混合型の3種類に分類されている（図5-1）。この中で閉塞型が最も多いので睡眠時無呼吸というときはもっぱらこの型を指している。ふつうのいびきと変わらないが，ある時間のどが閉じたままである。肺に空気が入らないので，血中の酸素濃度は低くなる。睡眠時無呼吸で

表 5-1　睡眠時無呼吸調査表

お名前：_____　　生年月日：_____年_____月_____日

身　長：_____cm　　体　重：_____kg　　性別：男・女

あなたに次のようなおたずねをしますのでお答えください。

1.	いびきをかくと言われたことがありますか？	はい	いいえ
2.	あおむけに寝ているときに，いびきをかきやすいと言われますか？	はい	いいえ
3.	お酒をのんだ時に，いびきをかきやすいと言われますか？	はい	いいえ
4.	夜中に寝苦しくなることがありますか？	はい	いいえ
5.	寝ているあいだに息がとまるとか，息をつめているようだと言われたことがありますか？	はい	いいえ
6.	夜中に息苦しいとか息がつまる感じがして目を覚ますことがありますか？	はい	いいえ
7.	寝相が悪いとか，寝返りを打つ回数が多いなどと言われることがありますか？	はい	いいえ
8.	寝つきがわるいほうですか？	はい	いいえ
9.	夜中によく目が覚めますか？	はい	いいえ
10.	眠りは浅いほうですか？	はい	いいえ
11.	よく夢をみますか？	はい	いいえ
12.	朝はやく目が覚めてしまいますか？	はい	いいえ
13.	寝おきがわるいほうですか？	はい	いいえ
14.	朝，頭痛がしたりしますか？	はい	いいえ
15.	眠気がいつもありますか？	はい	いいえ
16.	昼間，まどろむ時でもいびきをかくと言われますか？	はい	いいえ
17.	昼間，眠気のために交通事故を起こしたことがありますか？	はい	いいえ
18.	起きたときに，口の中やのどのかわきがありますか？	はい	いいえ
19.	夜中に水を飲まないと，口やのどがかわいて困ることはありますか？	はい	いいえ
20.	血圧は高いほうですか？	はい	いいえ

の酸素濃度の下がり方は，海面からエベレストの頂上に連れていかれたときに相当するとデメントは述べている[2]。まさに生命の危険が起こる恐れがあるのである。

診　断
次の3つの症状が認められる。

　A．強い眠気，患者はそれを自覚しないことがある
　B．睡眠中の呼吸停止が頻回に起こる
　C．大きないびき，目覚めたときの口渇，朝の頭痛

　診断の確定には，終夜睡眠ポリグラフ検査が必要である。同じ部屋で眠る人からの情報聴取，入眠中のいびきの状態に関する情報が役立つ。
　終夜睡眠ポリグラフ検査を行なうのが最ものぞましい（それぞれの睡眠専門施設において行なわれる）。図5-2に記録の1例を示す。
　10秒以上持続する無呼吸の期間が睡眠中の1時間あたり5回以上出現するもの，あるいは7時間の睡眠中に30回以上出現するものは病的とみなす。また無呼吸に伴う頻回の覚醒反応や動脈血酸素飽和度の低下がみられる。無呼吸がなくても呼吸の振幅が低くなり，不充分であるものを低呼吸として区別し，無呼吸-低呼吸指数として表現している。無呼吸-低呼吸指数（睡眠1時間あたりの回数）が5-15の場合を軽症，15-30を中等症，30以上を重症と分類している。

治　療
治療の目標は，
1) 無呼吸を消失させる
2) 自覚症状や続発症を改善させる
3) 睡眠の内容，質を改善する

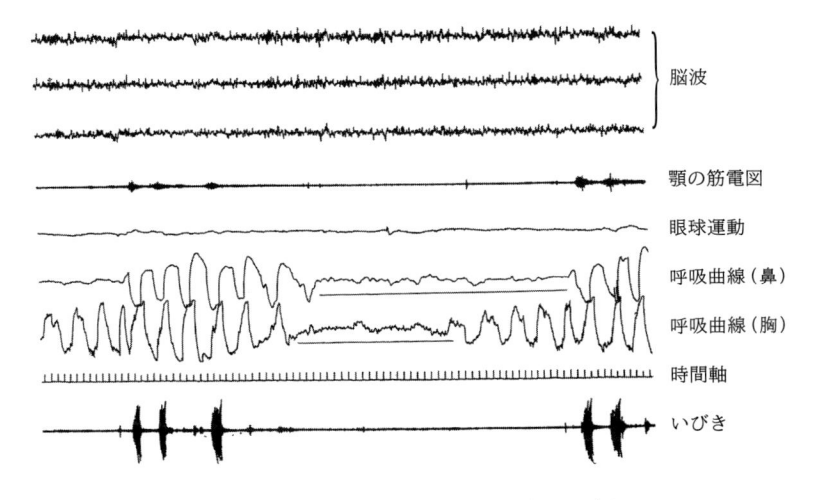

図5-2 終夜睡眠ポリグラフ検査の記録の1例

治療の適応は,
1) 生命に危険のある場合（無呼吸による著しい低酸素血症, 危険な不整脈, など）
2) 治療により症状や長期予後の改善が期待できる場合
3) 社会的生活に支障を起こす場合（特に社会的に危険が予測される職業に就いている人）

などがあげられる。
治療法には次のような治療が現在行なわれている。

1) 養生, 生活指導, 基礎疾患の治療

肥満がある場合には標準体重に近づける。肥満度と無呼吸指数との間には正の相関がある。睡眠中は側臥位の姿勢をとる。特定の疾患（アデノイド, 扁桃肥大, 粘液水腫など）の治療, アルコール摂取の制限, 使用薬剤のチェック（睡眠鎮静薬, 向精神薬, 麻薬, 男性ホルモン製剤など）, 粘液水腫, 甲状腺機能低下症, 正常圧水頭症などがあればそれらの疾患の治療。

2) 経鼻持続陽圧呼吸装置による治療（nasal continuous positive airway

pressure：N-CPAP)

　N-CPAPは最もひろく用いられている治療法である。適切な陽圧を負荷すると有効な治療法である。無呼吸に伴う低酸素血症，睡眠の内容，臨床症状をすみやかに改善し，長期間の在宅治療を行なうことができる。

　気道内圧上昇によって睡眠中に起こる上気道虚脱の防止，上気道の筋群への刺激効果がある。

　N-CPAPを導入するにあたっては，夜間睡眠中には必ず使用し続ける必要があることを説明する。使用法については説明を充分にする。

　N-CPAPの副作用には使用時の窒息感，鼻粘膜の乾燥感，耳痛，マスク不適合による訴えなどが起こることがある。

　N-CPAPは専門の治療機関で治療を受けるようにする。

3）外科的治療

　近年になってN-CPAPその他の治療法が開発されてきたので外科的治療の適応については専門医に相談する。主として耳鼻咽喉科において治療が行なわれている。

4）補綴的歯科装具

　閉塞性睡眠時無呼吸症候群の患者は就眠中，下顎の後退とそれに伴って舌根の沈下を引き起こしやすい。

　補綴的下顎前方固定装置（prosthetic mandibular advancement：PMA）

　CPAPにくらべて安価であることから次第に用いられてきている。しかし重症例では効果が充分でないという意見もある。

5）薬物療法

　閉塞性睡眠時無呼吸症候群の軽症例，あるいは他の治療法の適用を拒否する症例に対して，薬物療法が行なわれる。アセトゾラミド（ダイアモックス）や三環系抗うつ薬（クロミプラミン，イミプラミン）などが用いられる。この中でダイアモックスが比較的効果があることが認められている[7,10]。

6）治療目標

　無呼吸指数（AI）が高いほど，生存率が低くなることは一般に知られてい

る。しかし生活習慣全体も生命予後に関係するので禁酒，禁煙，食餌，運動などによって肥満，高血圧，糖尿病，高脂血症の防止につとめることが大切である。

また睡眠時無呼吸障害治療施設においては患者への充分な説明，教育，治療に際して充分なインフォームド・コンセントも必要である。

2. 上気道抵抗症候群（Upper Airway Resistance Syndrome : UARS）

この症候群は終夜睡眠ポリグラフ検査上，無呼吸や低酸素血症が認められないのに，脳波をみると，無呼吸症候群と同じように中途覚醒がしばしばみられ，睡眠構築が障害され，日中に著しい眠気を訴える症候群である。したがって日中の過度の眠気を訴える患者で，無呼吸症候群やナルコレプシーが否定された場合には，この症候群を疑う必要がある。上気道抵抗症候群の患者では，睡眠中に食道内圧を計測すると，著しい食道内圧の上昇が認められる。これは上気道が狭くなっていることを表わしている。食道内圧の上昇に伴って上気道が閉塞して無呼吸が発生するわけであるが，上気道抵抗症候群では上気道が狭くなって抵抗が増大しても無呼吸は発生せず，低酸素血症も起こらない。しかし脳波上の中途覚醒は閉塞性無呼吸と同じように認められる。それとともに深い睡眠も減少する。中途覚醒がどうして起こるかは明らかではない点もあるが，胸腔内圧の増加によるものであろうと考えられている。

上気道抵抗症候群の診断には終夜睡眠ポリグラフ検査と食道内圧の測定が必要である。

強い日中の眠気を訴える患者には次の3種類のものがある。

1）閉塞性睡眠時無呼吸症候群（Obstructive Sleep Apnea Syndrome : OSAS）

2）上気道抵抗症候群（Upper Airway Resistance Syndrome : UARS）

3）ナルコレプシー（Narcolepsy）

しかし日常の臨床ではこれらの検査は行なわれないので，強い眠気がある場合にはこれらの鑑別が必要であることをおぼえておく必要がある。臨床症状のみで上気道抵抗症候群と閉塞性睡眠時無呼吸症候群とを鑑別することは困難である。

上気道抵抗症候群でも閉塞性睡眠時無呼吸症候群でも全身倦怠感，口渇，起床時の頭痛，頭重感，夜間頻尿が認められるので患者の訴えはきわめて類似している。終夜睡眠ポリグラフ検査で無呼吸‐低呼吸指数（AHI）が5以上であれば閉塞性睡眠時無呼吸症候群と診断でき，無呼吸‐低呼吸指数が5以下で中途覚醒がしばしば認められれば上気道抵抗症候群と診断される。

しかし食道内圧の測定やMSLT（multiple sleep latency test）は一般的には行なわれないので次のような条件をみたすようにする[1]。

①日中傾眠（Epworth Sleepiness Scale）＞10
②無呼吸‐低呼吸指数＜5
③中途覚醒の頻発
④睡眠中のSaO_2＞90％

この治療法としてはN-CPAPが最も有効な治療法とされている。

上気道抵抗症候群の治療に関して著者は経験がないので（過去においていびきのひどい患者の中に混じっていた可能性はある），今後の研究の進展をまつところである。杉田ら[11]は上気道抵抗増大に伴う食道内圧低下に関連した夜間頻回に起こる微小覚醒や覚醒反応を現わす症例について，微小覚醒と日中の眠気との関連について報告している。山城ら[14]も上気道抵抗症候群に注目して，呼吸異常関連覚醒反応に注目して，その有用性について検討している。

睡眠呼吸異常の診断における覚醒（arousal）の重要性について山城ら[14]の報告がある。

睡眠呼吸異常の診断には無呼吸‐低呼吸指数が用いられているが，無呼吸‐低呼吸指数は低くても覚醒反応が多く，日中傾眠が出現する上気道抵抗症

候群が注目されている。

　山城ら[14)]は上気道抵抗症候群を含めて睡眠時呼吸異常検出の指標として睡眠呼吸関連覚醒反応に注目し，その有用性について無呼吸 - 低呼吸指数と比較検討している。

　いびき，日中傾眠，夜間の呼吸停止などを主訴に来院した42名の閉塞性睡眠時無呼吸症候群が疑われる患者（男性38名，女性2名，49.1 ± 12.5歳，平均BMI27.7 ± 4.8kg/㎡）に対して終夜睡眠ポリグラフ検査を施行した。

　10秒以上の気流の停止を無呼吸（apnea），10秒以上持続する基準の50%以下の気流低下を低換気（hypopnea）とした。1時間あたりの無呼吸，低換気数を無呼吸 - 低呼吸指数として算出した。SpO2が基準値の4%以上低下した1時間あたりの回数を低酸素指数（DI）とした。覚醒反応はアメリカ睡眠障害学会の基準に基づき，3 - 15秒続くアルファ波の出現もしくは脳波の周波数の増加とした。呼吸異常関連覚醒反応（B-Ar）は，無呼吸，低換気，4%以上のSpO2の低下，いびき音を伴う覚醒反応とし，1時間あたりのB-Ar数をB-ArIとした。無呼吸 - 低呼吸指数が10以上を閉塞性睡眠時無呼吸症候群，無呼吸-低呼吸指数が10以下であってもB-ArIが10以上のものを上気道抵抗症候群とした。

　40例中無呼吸 - 低呼吸指数が10以上で，閉塞性睡眠時無呼吸症候群と診断されたものは32名で，無呼吸 - 低呼吸指数は10以下であるが，B-ArIが10以上であり上気道抵抗症候群と診断されたものが8名であった。すべての患者群で無呼吸 - 低呼吸指数とB-ArI，低酸素指数とB-ArIはそれぞれ非常によく相関していた。これらの結果からB-ArIは無呼吸 - 低呼吸指数が低い場合には，より呼吸異常の検出に鋭敏である可能性が示唆された。

3. 中枢性睡眠時無呼吸症候群

　睡眠中に呼吸運動の停止あるいは減弱が起こり，通常酸素飽和度の低下を伴う。症状としては中途覚醒を主として訴えることが多いが，日中に強い眠

気が生じることがある。窒息感を伴う場合がある。日中の倦怠感，疲労感がみられる。

　抑うつ，精力減退などの訴えがある。またいびきの訴えで受診することもある。

　中枢性の無呼吸のみが起こることは比較的少なく，閉塞性無呼吸とともにみられることが多い。

　高地にのぼると中枢性無呼吸が起こることがある。高い山への登山，高地でのスキーに出かけたとき，最初の数日の睡眠中に起こることがある。診断は次のような症状があれば，この疾患が疑われる。

　1）不眠（中途覚醒が多い）と昼間の過度の眠気を訴える。しかしまったく自覚症状のないものもある。

　2）睡眠中に頻回に呼吸が浅くなったり，呼吸が停止したりする。

　3）次のような症状を示すことがある。

　　　　睡眠中のあえぎ，うなり声，窒息感。

　　　　しばしば体動が睡眠中に起こる。

　　　　睡眠中のチアノーゼがみられる。

　鑑別診断は終夜睡眠ポリグラフ検査によって行なう。この検査では胸腹部の呼吸運動と鼻口部の換気の両方が同時に10秒以上停止するのがみられる。

治　療

　中枢性睡眠時無呼吸症候群は閉塞性睡眠時無呼吸症候群と比べて，酸素飽和度の低下も軽度である。また循環器系の合併症が少ない。無呼吸回数が多く，不眠や過眠の自覚症状がある症例では治療が必要である。CPAP，薬物療法としてはアセタゾラミド（ダイアモックス）250-500mg，あるいはクロミプラミン（アナフラニール）10-25mgが使用されている。

　昼間の眠気に人参を含む漢方薬が効果のあった例を経験している。

4. 睡眠時無呼吸の漢方治療

　昔から漢方医学では「証」を重視している。大柴胡湯は高血圧症，肝機能障害，その他の症状に有効なことが記録に残っている。大柴胡湯は比較的体力のある人で，便秘がちで，上腹部が張って苦しく，肩こりなどのある人に用いられている。このような人々は漢方では「実証」に属する人々である。

　睡眠薬では眠りが改善しない実証の人に大柴胡湯を用いたところ，直ちに睡眠がよくなり，さらに夜のひどいいびきが著しく抑制された[5]。

　漢方の使用を経験する前は，大柴胡湯が眠りをよくし，いびきを抑制することは考えてもみなかったことである。いびきが抑制されるのであればあるいは睡眠時無呼吸にも効果があるのではないか。寝ている間に呼吸が止まる睡眠時無呼吸はおそろしい病気である。

　この病気には「隠れた殺し屋」という表現がスタンフォード大学のデメントによって用いられている。人が寝ている間にじわじわと寿命を縮めるのだ[2]。

　著者もこれまで睡眠時無呼吸の人々にかなり多く接してきたが，御本人は隠れた殺し屋が夜毎に自分の身にせまっていることに気づいていない。人は眠りに入ると，のどの筋肉はたるんで下に落ち込みやすくなる。そのために空気の流れが妨げられ，それに打ち克つためには目を覚まさなければならない。ひどいときは60秒くらい呼吸が止まり，肺に空気が入らなくなる。血液中の酸素が減って二酸化炭素濃度が上昇する。脳は酸素なしでは働くことができないので，危険を感じて目を覚ます。目を覚ますとのどや舌の筋肉が緊張して呼吸が戻ってくる。しかし目を覚ますといっても短時間なので本人は目が覚めたことをおぼえていないのである。再び眠りに入ってしばらくするとまた無呼吸がはじまる。このようなことが一晩に何百回も繰り返し起こっても当人はそれに気づかないのである。当人が気づかない短時間の目覚めが何百回と起こっても当人は平気でいる。無呼吸の人々にきいてみても眠りがさまたげられていると自覚している人は案外少ないのに驚く。

しかしそのような寝ている間の異変は朝目が覚めてから間接な形で自覚するのである。

朝起きてもすっきりしない，特に午前中の気分がわるい。起床時に口のかわきをおぼえ，水を何杯ものむ。のどの痛みがある。昼間も眠気がおそってくる。特に会議中などがまんできないくらいの眠気が起こる。無気力で何もする気がしない。今ふえてきているうつ病と診断されて，うつ病の薬を処方されるが，それではまったくよくならない。

著者の診察していた30代の男性は，はじめ2回はうつ病の薬でよくなったが，3度目にわるくなったときにうつ病の薬ではまったく反応がなかった。

体重が増加したために無呼吸が起こりはじめていたのである。無呼吸の治療をすることによってすっかり症状がとれた例がある。

5. 閉塞性睡眠時無呼吸症候群の漢方治療

● 症例1　73歳　男性

いびきが大きく時々呼吸が止まるとの訴えでX年10月13日初診。若い頃から，いびきがひどかった。高血圧のため5, 6年前から降圧剤を使用している。痛風は若いときからあったが本年の5月に一時ひどくなり治療してもらって現在尿酸値は正常になっている。若い頃からいびきが大きいほうで，25歳で結婚した当時から妻がそのことに気づいている。それ以来50年近くいびきが続いており，いびきが止まったことがない。飲酒したときは特にひどい。いびきがきこえない状態が数秒-10秒間続くことがあるが，妻が目覚めたときにたまたま気づくだけで，そのときは身体を揺り動かしてやるといびきがはじまる。本人は呼吸が止まることはまったく感じないという。

現在の睡眠の状態は，就床が10時で10時半から11時の間に眠りに入る。1時頃から時々目が覚めて4時くらい前から眠りに入り，5時半から6時に目が覚める。本人の推定では4, 5時間は眠っているという。夢もみる。昼間眠気があるので昼食後2時間くらい眠っている。昼寝と夜間の睡眠で6, 7時間は眠って

いるという。体重は89kg，身長は168cmで顔はやや赤ら顔で太っており，がっちりした体格である。声は大きく，腹部は膨満している。明らかに漢方でいう実証と考えられた。血液検査ではすべて正常範囲内で尿酸値も7.1mg/dlで正常値を示した。循環器専門医の診察では不整脈もなく，冠動脈の異常は考えなくてよいとのことであった（10月25日）。大柴胡湯7.5gを3回に分けて毎食前に内服。

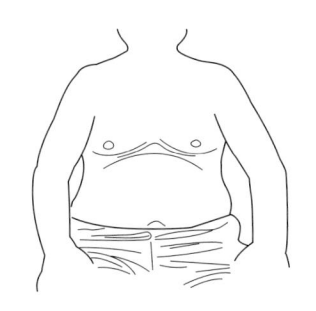

図5-3 肥満の例

10月27日：大柴胡湯をのみはじめて2日目にはいびきが小さくなり3日目からいびきが止まり，呼吸停止がなくなったことを妻がはっきりと認めている。本人は身体が楽になったし，5，6年前から年中はれぼったい感じがしていたのがとれ，特に指先が高度にはれた感じがあったのがとれ皺がみえるようになったという。

睡眠は11時に入眠して，1，2時に目覚め，それから1時間以内に眠り，5時半から6時の間に目覚め，しかも熟睡していて，夢もみなくなり，目覚めもよくなったという。昼寝もまったくしないようになり，頭がすっきりしたと言う。本人および妻は50年近く続いたいびきの消失に驚いている。

11月10日現在，同じような状態が続いている。いびきも消失したままの状態である。

◉永年続いた大きないびきと長い昼寝，夜の断続する眠りが大柴胡湯でよくなり，大柴胡湯の睡眠時無呼吸抑制効果を最初に見出した症例である。この例では終夜睡眠ポリグラフ検査は行なっていないが，臨床症状から睡眠時無呼吸と診断してよい。

● 症例2　76歳　男性

　X年11月27日初診。いびきは30年くらい前からあった。飲酒した後や疲れたときにひどくなる。呼吸が止まることも20年前から妻が気づいている。4, 5年前，車の運転中に，目の前が暗くなり，ぼやけたようになり，遠近がわからないようになった。1年間にこのような症状が2, 3回起こった。このことが気になりはじめた。入眠は早く，睡眠は7時間程度とっていた。夜中に目が覚めることが3-5回ある。腰が冷えると目が覚める。呼吸が止まる気はしない。起床時の気分はわるくない。口やのどのかわきはない。左肩のこりがある。腰痛もある。痛いときは3, 4日続く。身長160cm，体重59kgである。痛風にかかったことがある。大学病院で検査を受け，睡眠中10秒続く無呼吸を指摘された。大学から当科を紹介されて来院した。直ちに第1回の睡眠時無呼吸検査を行なった（表5-2）。

　現在晩酌は1合くらいである。責任感は強く，仕事は徹底してするほうである。自分の健康には注意し，その後検査も自ら進んで受けた。

　12月2日より大柴胡湯と四逆散を2週間ずつ交互に服用した。その後もずっと服薬を正確に続けている。その間行なった検査は次第に改善している（表5-2）。

　なお外来通院の際の状態は以下述べる通りである。

　12月14日：家族はいびきが低くなったことを認めたという。昼間の眠気はまだある。やや軟便になった。

　X+1年1月11日：家族はいびきに気づかなくなった。大柴胡湯と四逆散の効果のちがいは患者は気づいていない。

　7月21日：飲酒するといびきは起こるが，飲酒しないときはいびきはほとんど気づかれていない。運転中ぼんやりとなることはまったくない。眠りはよい。1, 2回中途で目が覚めてもすぐ眠りに入る。

　8月18日：大柴胡湯より四逆散の方がのみやすいという。

　10月18日：大柴胡湯より柴胡加竜骨牡蛎湯の方が好ましいと感じている。

　12月15日：順調に経過している。

　X+1年1月から4月にかけて特に変わったことはない。

表5-2 睡眠時無呼吸検査結果

検査日		総睡眠時間(SEC)	総無呼吸時間(SEC)	最長無呼吸時間(SEC)	平均無呼吸時間(SEC)	無呼吸回数	無呼吸指数(回数/hr)
X/11/27	鼻	8:25	5656	161	22.2	255	30.3
	腹		236	20	13.1	18	2.2
X+1/1/11	鼻	8:50	868	36	16.1	54	6.2
	腹		234	16	12.3	19	2.2
X+1/3/15	鼻	9:10	1254	61	20.9	60	6.6
	腹		125	27	13.9	9	1
X+1/4/26	鼻	7:55	655	69	16	41	5.2
	腹		80	16	11.4	7	0.9
X+1/11/10	鼻	9:37	420	36	14.5	29	3.1
	腹		524	33	13.4	39	4.1

◉この患者は几帳面に治療，検査に協力した。漢方薬治療で睡眠時無呼吸の著しい改善がみられている。

● 症例3　63歳　女性

X年3月9日初診。現在清掃の仕事をしているが昼休みに職場でいびきをかいて眠るという。昼間の眠気が強くどうしても昼休みに眠りたい。身体的故障が多く，整形外科の他4つの診療科に通って10種類くらいの薬をもらっているが，効果はほとんどないという。患者は1人になってゆっくりと休みたい気持ちだという。やや疲れたといった感じである。

27歳で夫と死別。子供3人を自分の力で育てた。現在体重は70kg，身長150cmで著しい肥満がある。

初診時より大柴胡湯エキス顆粒7.5g/日の内服を開始した。数日後より眠りが深くなり，気分がおだやかになり，いらいらがとれた。昼間の眠気もとれた。自分の周囲に人がいるのがうっとうしかったのがとれた。1ヵ月後にはカラオ

ケをうたう気分になり，職場での昼寝はなくなった．その後も調子がよく，頭がスッキリしてきた．眠りも深くなり，人とおだやかに話せるようになった．いびきもかなり低くなったと家族の者も認めている．大柴胡湯を3日くらいのまないと頭が重たくなり，考えこむようになる．

4月21日：やはり頭はスッキリしている．よく眠る．人とおだやかに話せる．いらいらはなくなった．うっとうしい気分もとれた．体重は67kgに減った．

5月19日：皆から顔が細くなったと言われる．以前はカラオケをきくと頭がガンガンしていたのが，カラオケをうたいたいという気分になった．まぶたがはれぼったいのがとれたと感じている．

6月30日：夜もよく眠れる．5時間半くらいの眠りでいびきは低くなっている．気持ちがおだやかになって楽しい．家族と一緒にいることもめんどうくさいとは思わなくなった．

8月3日：この患者の知人が外来を受診したが，この患者さんが当科で治療をはじめてから人が変わったようだという．以前はぐちが多かったのが今はまったくないという．第三者からみてもこの患者がかなりよい方向に改善したことがわかる．

◉精神的な疲れ，身体的な訴えもなくなり，全体として気分の改善が認められた．この例は睡眠時無呼吸症候群を示し，大柴胡湯で著しい改善を示した例である．

● 症例4　70歳　女性
60歳頃から気管支喘息でM病院に通院．その間，高血圧，糖尿病，気管支喘息で入院したことがある．X年4月頃から倦怠感，不眠，下肢のふるえが出現し，M病院に5月から6月まで入院している．病名は老年期うつ病である．7月7日A病院に転院．喘息で酸素吸入と糖尿病の治療を受けた．しかし不眠の訴えがあり，熟睡感がなかった．目覚めもすっきりしないで，寝不足の感じがあるという．その当時M病院からの処方がそのまま使用されている．

ワイパックス 3mg，トリプタノール 60mg，ドグマチール 150mg，デパス 1mg，レンドルミン 0.25mg，ユーロジン 1mg，その他にはハルシオン 0.125mg，ソラナックス 0.8mg も使用している。

夜間にいびきをかいている。若い頃より肥満があった。また呼吸が止まることがあったというので9月1日より四逆散 7.5g（1日量）を用いはじめる。9月8日にはいびきも減ってきている。9月22日，いびきも無呼吸も減ってきているが完全に消失したかどうかはわからない。

9月22日：使用中の薬剤の減量をする。

　　　ドグマチール　　150mg　　→　　100mg
　　　ワイパックス　　　3mg　　→　　　2mg
　　　トリプタノール　　60mg　　→　　40mg
　　　デパス　　　　　　1mg　　→　　0.5mg

レンドルミン，ユーロジンは従来のまま。

9月26日：いびきはほとんど消失。不眠の訴えも消失。四逆散は持続して使用している。

9月29日：デパス，ワイパックス，ドグマチールは中止する。トリプタノール，レンドルミン，ユーロジン，四逆散はそのまま使用。

10月6日：眠りはよい。いびきもない。レンドルミン中止。あとトリプタノール，ユーロジン，四逆散は使用を続ける。

10月26日：息苦しさがとれてきた。

落ち着いてきている。

12月21日：窓の外の木のところに虎と大蛇と犬がいると言いはじめた。木の枝に蛇がまいているという。夜はみえない。夜が明けて昼間になるとみえる。意識障害はない。

12月22日：トリプタノール 30mg は中止し，グラマリール 75mg，四逆散，ユーロジン 1mg を使用する。

12月29日：「大蛇がいる」と窓の外を指す。しかし特にそれで心配している様子はない。グラマリール，四逆散，ユーロジンだけで眠りもよい。

X＋1年1月5日：蛇や虎の数が減ってきた。処方は同じ。

1月12日：昼間はやはりみえる。以前より出る動物の数は減ってきた。竹のところで蛇がぐるぐるとまいている。数は少ししか減っていない。四逆散中止し，大柴胡湯にかえる。グラマリール，ユーロジンは続けている。CTでは特に脳の器質的病変は認めない。

1月16日：蛇や虎の数が減ってきた。眠りもよい。いびきもない。

1月26日：出る動物の数は減ってきた。

2月1日：虎も蛇もほんの少ししかみえない。

2月6日：ほとんどみえない。

2月9日：幻視は完全に消失。本人はほっとしたという。自分でみえるはずがないと思いながらみえていたという。

◉この例については，はじめ他の病院の処方内容をみて薬の種類と量も多いと考えた。肥満もありいびきもかいており，睡眠時無呼吸の可能性も考えた。直ちに使用薬物の整理，減量にとりかかった。いびきはそれによって消失した。しかし動物の幻視が起こってきた。これは薬物の減量によるものと考えた。しかしそれも日がたつにつれて次第にみえなくなった。老人では向精神薬の種類と量が多いと睡眠時無呼吸が起こる危険があると考える。特に肥満のある人で注意する必要がある。

この例で明らかなように多剤併用は老人では睡眠時無呼吸を引き起こす危険がある。使用中の薬物について検討することが大切である。

●症例5　78歳　男性

X年6月21日：大学病院より紹介される。本年3月頃から寝つきがわるく，お酒を少量のんで眠っていた。大学病院に通院して睡眠薬を内服しているが，あまり効果がなく，何度も目覚めていた。1日中ぼんやりしていた。5月に大学病院で終夜睡眠ポリグラフ検査をしてもらい，その結果をもって当科に行くよ

うに紹介された。食欲も低下し，約 5kg の体重減少があった。以前は車の運転中眠気が起こっていたが，現在眠気はない。

夜 3, 4 時間は眠っていると思うが，熟睡した気がしない。寝つきもわるく，入眠しても午前 2 時か 3 時頃に目覚める。血圧，心電図などあらゆる検査をしたが，異常はなかった。いびきは妻と別室に眠っているので現在の状態は明らかでないが，以前からいびきはかいていた。

30 年前，屋根から落ちて背中を打ったことがある。10 年ほど前脊椎間狭窄症と診断されたことがある。

終夜睡眠ポリグラフ検査の結果から閉塞性の睡眠時無呼吸症候群と考え，漢方薬治療を行なうことにした。

　　処方：大柴胡湯　　　7.5g　　　3×毎食前

7 月 12 日：入眠 11 時，3 時に目が覚める。寝つきはあまりよくないが，大柴胡湯をのみはじめて少しはよくなった。昼間の眠気はない。右耳の難聴がある。起立性低血圧の傾向があると耳鼻科で言われた。

　　処方：同じ

7 月 26 日：眠ったときはいびきはもとのように大きくはないらしい。レンドルミンを 0.25 - 0.5mg のむと寝つきはよい。11 時に入眠する。午前 3 - 4 時頃目覚める。

　　処方：同じ

ただし大柴胡湯 2 週間服用したあと柴胡加竜骨牡蛎湯 7.5g　3×毎食前を 2 週間服用するようにした。

8 月 9 日：妻の話によると，以前ほど物忘れもなく，目が前より生き生きとしてきたという。妻は別室に眠っているので睡眠中のことはよくわからない。

8 月 23 日：胃の調子がよくなったという。眠りは 5 時間くらい。本人は以前より気分が爽快であるという。

　　処方：大柴胡湯　　　　　　　7.5g　　　3×毎食前　　　2 週間
　　　　　大柴胡湯のあと四逆散　7.5g　　　3×毎食前　　　2 週間

9 月 20 日：耳鼻科で起立性低血圧の有無を調べてもらったが正常になってい

た。入眠は11時半で3時頃中途覚醒が起こる。3時以降は眠れたり，眠れなかったりする。漢方薬をのむようになって目覚めはさわやかになり，疲れがとれるようになった。日常生活のおっくうさがとれた。妻によると歩き方までボトボトした感じで，背中をまるめて歩いていたが，今はそれが次第によくなってきたという。

処方：1) 大柴胡湯　　　　　7.5g　　　3×毎食前
　　　2) 四逆散　　　　　　7.5g　　　3×毎食前
ただし1) を2週間服用し，そのあと2) を2週間服用する。
　　　3) レンドルミン　　　0.25mg
　　　　ドミン　　　　　　0.2mg　　　1×就寝前

10月18日：ドミンが加わって11時半から5時まで続けて眠る。前のように3時頃目が覚めることはなくなった。歩くのも猫背のようであったのが，しっかりした姿勢で歩くようになったと妻が言う。食欲が出てきた。起床時の気分はさわやかである。

前回の処方のうちドミンのみを0.4mgに増やす。

11月15日：体重が増えてきた（63kg）。漢方とドミンを併用して調子がよい。昼間の眠気もないし，口のかわきもない。入眠は11時で6時間くらい続けて眠れる。食欲はふつうになった。

処方：1) 大柴胡湯　　　　　7.5g　　　3×毎食前
　　　2) ドミン　　　　　　0.4mg
　　　　レンドルミン　　　0.25mg　　　1×就寝前

12月13日：ドミンは就寝1時間くらい前，レンドルミンは30分前に服用する。
処方：　　ドミン　　　　　　0.2mg
　　　　　レンドルミン　　　0.25mg　　　1×就寝前

X+1年1月11日：前よりよい。前より軽やかに歩けるようになった。ドミンとレンドルミンで5時間以上眠っている。

2月8日：足のしびれがあったのが歩きはじめたらよくなった。5，6時間眠っている。昼間の眠気はない。以前は昼間の眠気が起こるとガムをかんだり

していた。今は運転していても眠気はない。
　　処方：　　ドミン　　　　　　0.4mg
　　　　　　　レンドルミン　　　0.25mg　　　1×就寝前
　3月8日：6，7時間眠っている。昼間の眠気はない。運転中の眠気もない。口のかわきもない。食欲はある。

　◉この例では終夜睡眠ポリグラフ検査で睡眠時無呼吸の改善がみられた。ドミンはパーキンソン病の治療に用いられている薬である。
　カバサールも効果がある。カバサールを試みてみるのもよい。
　ドミンやカバサールあるいはペルマックスのようなドーパミン受容体刺激薬は現在パーキンソン病に使用されているが，睡眠時無呼吸にも有効であることがわかってきた[6]。
　漢方薬とこれらのドーパミン受容体刺激薬のいずれを用いるかは今後，それぞれの薬物の有効性と副作用によって決まるであろう。

《大柴胡湯と四逆散を交互に使用した例》
● 症例6　48歳　女性
　身長151cm，体重78kg。子供は3人。2番目の子供を産んだ30歳ごろから肥満がはじまったという。初診はX年6月30日。
　約10年前からいびきが大きくなり，2年前からは，夫がそばで眠れないくらいにひどくなった。寝つくのは早く，いびきは入眠直後からはじまる。6時間くらい眠っていて，自分では熟睡していると思っている。
　朝，起床してたまに頭痛が起こる。また，昼間，眠気があり，正午前と午後2時ごろに最も眠くなりやすい。ガムをかんだり，キャンディーを食べたりして眠気をさましている。夢はたまにみる。最近は夫が死亡した夢をみたという。
　夫もいびきが大きく，呼吸が止まることもある。子供たちは「夫婦でいびきの合唱をしている」と言う。患者の両親もいびきをかいていたが，特に父親のほうがひどく，66歳のとき，脳梗塞で死亡。患者のいびきは父親よりひどいので心

配している。

　色白で，著しい肥満がある。頸は太くて短い。腹部はどちらかというと軟らかく，皮下脂肪が多い。血圧はやや低いほうで，のどがかわき，よく水をのむ。

　治療前に無呼吸検査をしてみると一夜の総無呼吸時間は 5346 秒，無呼吸指数（1 時間ごとの無呼吸回数）は 39.1（5 以上が異常とされている）で明らかな睡眠時無呼吸症候群と診断した。

　7 月 2 日から大柴胡湯を 2 週間，その後，四逆散を 2 週間続けて服用してもらった（各 7.5g を 1 日 3 回に分服）。大柴胡湯服用開始から 3 日目くらいでいびきは低くなった。呼吸が止まるのも夫から気づかれなくなり，夫も眠れるようになった。昼間あった眠気，疲れやすさもなくなり，起床時ののどのかわきや痛みもとれた。X＋1 年 8 月 3 日，漢方薬を規則正しく服用中に，再び無呼吸検査を行なった。一夜の総無呼吸時間は 419 秒，無呼吸回数は 18 回，無呼吸指数は 4.3 で明らかな改善がみられた。

● 症例 7　77 歳　男性

　X 年 3 月 4 日初診。いびきは 20 年くらい前からはじまった。飲酒するとひどくなる。季節の変わり目になるとのどが痛い。入眠してすぐいびきをかきはじめ，眠っている間持続して起こっている。呼吸が止まることは家族が気づいているが，患者自身は気づいていない。6，7 年前に前立腺の手術をしたが，その頃から睡眠中に目覚めて 2 回ほどトイレに行く。午後 10 時から午前 5 時の間眠っているが眠りは浅い。夢は 2，3 日に 1 回みる。水分をとっている。口は半ば開いて眠っている。昼間強い眠気を感じている。睡眠薬は使用していない。血圧は正常範囲内である。肩こりは多い。食欲はふつう。身長 170cm，体重 68kg である。2 ヵ月に 1 回心電図の検査を受けているが異常はない。

　3 月 24 日：第 1 回の睡眠時無呼吸検査を行なった（表 5 - 3）。

　4 月 6 日：中途覚醒があると，のどがからからになり，冷たい水でうがいをしてそのあとぬるま湯をコップ半分くらいのむ。目が覚めるたびに湯をのむ。この日より四逆散 1 日量 7.5g を毎食前に分けて 3 回服用するように処方する。

表5-3 睡眠時無呼吸検査結果

検査日		総睡眠時間 (SEC)	総無呼吸時間 (SEC)	最長無呼吸時間 (SEC)	平均無呼吸時間 (SEC)	無呼吸回数	無呼吸指数 (回数/hr)
X/3/24	鼻	5:10	3716	76	27.1	137	26.6
	腹		820	49	13.9	59	11.5
X/5/18	鼻	4:54	1342	41	17.7	17.7	6.2
	腹		315	22	12.6	12.6	15.6
X/12/24	鼻	6:40	3362	68	21.8	21.8	23.1
	腹		399	34	14.3	14.3	4.3

4月20日：妻によると患者が服薬をはじめて1週間以内にいびきがなくなり，のどのかわきも1週間でとれたという．排便が1日に2,3回起こる．夜中に目が覚めることがなくなった．

5月1日：のどのかわきはない．いびきは小さくなり，排便はふつうになった．

5月18日：第2回の睡眠時無呼吸検査を行なった（表5-3）．この日より四逆散を中止し，大柴胡湯を用いることにした．

大柴胡湯をのみはじめて排便が1日に4,5回起こる．ただし軟便程度で下痢ではない．いびきに対しての抑制効果は四逆散より大柴胡湯の方が強力であると患者は判断している．眠りはよい．現在はほとんど飲酒していない．

6月5日：友人と同じ部屋で眠ったが，友人からいびきは低くなっているが，無呼吸はあると言われた．排便回数が多いので大柴胡湯を四逆散にかえた．無呼吸が完全によくならないので，大学病院口腔外科に紹介し，マウスピースを作ってもらうように依頼する．7月24日から8月4日の間，胆石の手術のため某病院に入院した．

8月17日：マウスピースを使用してみた．入眠して2,3時間はいびきはないが，そのあとやはりいびきがあり，口内がからからになる．患者は漢方薬の方がよいという．

口腔外科の担当医から次のような意見がよせられた．「この患者は下顎の後

退があり，舌根部に気道狭窄を軽度認めている。睡眠中は開口し，下顎が大きく後退し，舌が沈下し，無呼吸が出現していると考えられる。上顎総義歯のため，マウスピースの作製は困難であるが，患者の強い希望によってマウスピースを作製した」

9月21日：マウスピースを使用するのは飲酒したときのみで，2，3日マウスピースを入れると頬がこわばった感じがするのでマウスピースを外す。再びマウスピースをはめて眠ろうとすると寝つけない。漢方薬をのんでいるといびきは低くなるが，消失しない。しかしのどのかわきはない。漢方薬をのんでいると飲酒したいという気は起こらないという。

10月28日：飲酒したときだけいびきがある。四逆散と柴胡桂枝湯を2週間ずつ別々にのんでもらったが，患者は四逆散のほうが効果があるという。

12月24日：第3回の睡眠時無呼吸検査を行なった。妻によるといびきは低いという（表5-3）。

X＋1年1月14日：やはり患者はマウスピースの使用は続けられないので漢方薬の服用を希望する。しかし，無呼吸指数が5を超えているので，無呼吸に対する作用が充分でないと考え大学病院の睡眠障害センターに紹介した。これは持続的陽圧呼吸療法の方を選択した方がよいと判断されたからである。

◉漢方薬の効果が充分でなかった例である。もっと長く続けるとよくなる可能性もあったかもしれない。

しかし睡眠時無呼吸の治療はいくつかの方法があるのでそれぞれの患者に適した方法をとるのが賢明である。

この患者からはCPAPでマスクをつけると入眠がわるいので睡眠薬を使用しながらCPAPを続けているとの連絡を受けた。

● 症例8　71歳　女性

41歳のとき，夫が蒸発し，行方不明となった。2年後に妻子ある男性と同棲したが，「男に暗い影のようなものがみえる。人の心の中がわかる。男から心中

をせまられる」と言っておびえ,「誰か殺しに来る」などと言った。その年の6月に入院している。その後64歳までの間に3回の入院歴がある。67歳のとき4回目の入院をしている。

不眠,抑うつ,連合障害,食欲不振,希死念慮などがみられたが次第に安定していった。X年（70歳）のとき,外泊を繰り返すようになった。

X＋1年（71歳），2月に再び不眠を訴え,些細なことにこだわるようになった。またこの患者はかなりひどいいびきをかいており,その当時いびきに大柴胡湯が有効なことがわかったので,2月17日より大柴胡湯1日7.5gを抗精神病薬に追加した。3月2日頃から不眠は軽くなり,「寝つきがよくなった」と喜んでいる。4月1日の胸写は正常所見であったが,4月2日38.4℃の発熱,乾性咳嗽,気分不良が起こり,スパルフロキサシン100mgの投与をはじめた。しかし咳嗽は次第に悪化し,特に夜間にひどいため,不眠の訴えもあった。4月12日胸写でCTR（心胸比）が60%と心陰影の拡大を認め,このとき,間質性肺炎が疑われた。動作中の呼吸困難がさらに悪化し,息苦しさを訴えるようになったため,4月14日より酸素吸入開始,4月15日よりセフォゾプラン2gの投与を開始した。

しかし「息が苦しく,歩けない」というので介助を必要とするようになった。4月22日に胸写で胸水も若干認められたため,セフタジジム2g開始,この間発熱は37℃台が続いた。その後も症状の改善がみられないので4月30日総合病院内科へ転院した。転院時には,特にPaO_2が48.9と低下していた。また胸写では,両側下肺野を中心に間質性陰影があり,同日より大柴胡湯を中止し,ソルメドロール1日1g 3日間のパルス療法を行なった。5月2日の胸写は改善し,5月7日O_2吸入は中止した。その後症状は改善した。

5月21日当院に戻った。その後呼吸器系の訴えはなく,また胸写や他の臨床検査上の所見も正常であった[7]。

◉小柴胡湯による間質性肺炎は広く知られているが,大柴胡湯でも起こりうる。したがって大柴胡湯を使用するにあたっては充分に注意を払わねばな

らない。間質性肺炎の初期症状は咳，発熱，運動時の息切れであり，これらの症状が現われたら薬剤の投与を直ちに中止し，胸部X線写真と血液，理学検査を行ない，ステロイド内服薬の投与，ステロイドパルス療法を行なう。

さらに考えねばならぬことはこの患者は女性で実証ではないとみられるので，他の漢方薬を選択しなければならないということである。半夏厚朴湯などが適当かもしれない。

《大柴胡湯副作用》

大柴胡湯は睡眠時無呼吸症候群やいびきには最もよく効くと考えているが，まれに間質性肺炎が起こることがある。発熱，咳嗽，呼吸困難などの呼吸器症状が現われた場合には投与を中止し，適切な処置を行なう必要がある。その他偽アルドステロン症が現われることがある。低カリウム血症，血圧上昇，ナトリウム，体液の貯留，浮腫，体重増加等の偽アルドステロン症が起こることがあるので観察を充分に行ない（血清カルシウム値の値など），異常が認められた場合には投与を中止しなければならない。

また低カリウム血症の結果としてミオパシーが現われることがあり，脱力感，筋肉痛，四肢けいれん，麻痺等が認められた場合には投与を中止する。

CPK上昇，血中および尿中のミオグロビン上昇が認められた場合は投与を中止し，適切な処置を行なう。

慎重に投与する必要があるのは，下痢，軟便のある患者，もしくは胃腸の弱い患者（食欲不振，腹痛，その他），さらに体力が衰えている患者である。ここでも漢方における証の大切さがある。

肝機能障害，GOT，GPT，γ-GTPの上昇等が現われることがあるので注意する。

その他，副作用として食欲不振，腹痛，下痢などが現われることがある。

大柴胡湯を使用する大部分の患者は実証の人が多いので，それほど副作用で困ることはない。大柴胡湯は比較的体力のある人で使用するように注意する。

睡眠時無呼吸には有効であるが，副作用がある場合にはどうしたらよいであろうか。

大柴胡湯の他に四逆散なども用いられるが，現在まで睡眠時無呼吸に有効であったことが報告されている半夏厚朴湯[4]，三黄瀉心湯[4]，柴胡剤の中でも中間証や虚証に用いられている柴胡桂枝湯，柴胡加竜骨牡蛎湯，加味逍遙散，加味帰脾湯なども試みてみる価値がある。

現在のところ漢方でいう「気の病」を治す処方を試みるのがよいと考えられる。もしそうであるとすれば補中益気湯，抑肝散なども効果がある可能性がある。

睡眠時無呼吸やいびきを起こす病因は単一のものではなく，今後の研究によっては漢方薬の中に他に有効なものがみつかる可能性は多い。小児の場合は特に使用する漢方薬を検討する必要がある。

《三黄瀉心湯》

三黄瀉心湯は比較的体力があり，のぼせ気味で，顔面紅潮し，精神不安で，便秘の傾向のあるものの次の諸症に用いられる方剤である。

高血圧の随伴症状（のぼせ，肩こり，耳なり，頭重，不眠，不安），鼻血，痔出血，便秘，更年期障害，血の道症。

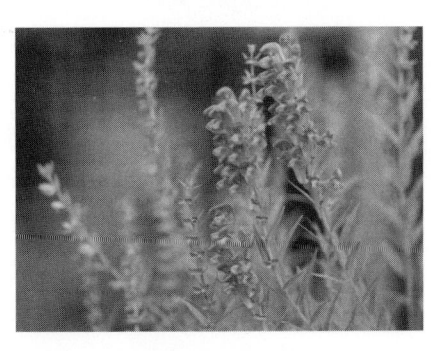

図5-4　黄　芩

組成をみると

　　オウゴン……3.0g
　　オウレン……3.0g
　　ダイオウ……3.0g

これを大柴胡湯の組成と比較してみると，両方剤に共通して含まれるのはオウゴンとダイオウのみである。

　　　　大柴胡湯　　　　　　　　三黄瀉心湯
　　　サイコ…………6.0g
　　　ハンゲ…………4.0g
　　　オウゴン………3.0g　　　オウゴン……3.0g
　　　シャクヤク……3.0g
　　　ダイソウ………3.0g
　　　キジツ…………2.0g
　　　ショウキョウ…1.0g
　　　ダイオウ………1.0g　　　ダイオウ……3.0g
　　　オウレン………3.0g

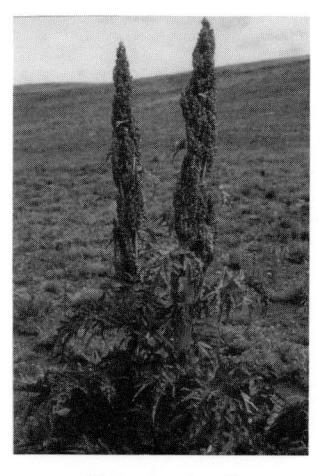

図5-5　大黄

　このように組成のことなる方剤である三黄瀉心湯を閉塞性の睡眠時無呼吸症候群に用いて効果を認めた症例が久永ら[4]によって報告された。

● 症例9　76歳　男性
　74歳のときに左側の足の裏の悪性メラノーマが発生しているため左の下腿の切断手術を受けた。精神科受診の前に，手術後の定期検査のために皮膚科に入院した。皮膚科入院中ひどいいびきと夢中（睡眠時）遊行症があることがわかり，精神神経科に紹介された。
　患者の身長は156cm，体重は49.7kgでBMIは20.4kg/m²であった。咽頭の狭窄はみられなかった。患者の一般状態はよく，痴呆症状はみられなかった。便秘が続いていた。
　睡眠時間が少ないことを訴えた。高血圧があり，前立腺肥大があった。覚醒安静時の脳波は正常であった。

表5-4 三黄瀉心湯による睡眠時無呼吸低呼吸の改善

	治療前	治療後
中枢性無呼吸	7	3
閉塞性無呼吸	82	26
混合性無呼吸	7	3
中枢性低呼吸	1	0
閉塞性低呼吸	62	51
総睡眠時間	518.33	465.00
無呼吸指数	11.1	4.1
無呼吸・低呼吸指数	18.4	10.7

MRIでは瀰漫性の脳の萎縮がみられたが年齢を考慮すると正常範囲であった。終夜睡眠ポリグラフ検査で閉塞性睡眠時無呼吸症の診断がなされた。

無呼吸指数は11.1回で無呼吸指数に低呼吸指数を加えた無呼吸-低呼吸指数は18.4であった。無呼吸と低呼吸はノンレム睡眠時に起こっていた。

入眠して40分たって、無呼吸に伴って起こる覚醒のあと大きな上肢の動きがみられた。

その後、すぐに患者は完全に覚醒している。

漢方の見方からすると実証と考えられ、舌は赤く、腹部の緊張も強く、証から三黄瀉心湯が用いられている。（上述の証に一致する）。

使用しはじめて1週間して便秘が完全によくなり、睡眠もよくなっている。16日夜夢中遊行が1回起こっているがその後はまったくみられていない。ポリソムノグラフィは治療をはじめて1ヵ月後に行なわれている。

無呼吸指数は4.1、無呼吸-低呼吸指数は10.7に減少している。いびきもまた減ってきていた（表5-4）。

《半夏厚朴湯使用例》

半夏厚朴湯は気分がふさいで、咽頭、食道部に異物感があり、ときに動悸、

めまい，吐気などを伴う症例に用いられ，不安神経症，神経性胃炎，つわり，せき，しわがれ声，神経性食道狭窄症，不眠症などに効果があるとされる。

久永ら[4)]は閉塞性睡眠時無呼吸症候群に半夏厚朴湯が有効であった1例を報告している。

● 症例10　32歳　男性

21歳頃よりいびきと睡眠時無呼吸を指摘され，27歳のとき口蓋垂軟口蓋咽頭形成術を受けたが改善なく，日中の過度の眠気を自覚するようになり来院した。咽喉が塞がる感じ，いわゆるヒステリー球を訴える場合に用いられる半夏厚朴湯エキス（7.5g/日）を投与し，2週間後に咽喉部不快感が消失した。1ヵ月後にはいびきが消失し，日中の過度の眠気が自覚的に改善した。

投与前と投与5ヵ月後に終夜睡眠ポリグラフ検査を施行したところ無呼吸指数は19.2から10.3に，無呼吸-低呼吸指数は19.2から12.8に改善していた。

◉この例の経験から久永らは半夏厚朴湯が上気道抵抗を上気道下部において減弱させた可能性があると推察している。

なおこの報告では咽中炙臠（いんちゅうしゃれん）という表現が用いられているが。漢方ではよく使用される表現で咽喉部にあぶった肉片が引っ掛かっているような異物感のことで，ヒステリー球ともいう。咽喉頭部異常症と同じ。半夏厚朴湯はこのような症状によいとされている。

《精神科病棟での睡眠時無呼吸検査》

向精神薬の長期にわたる使用によって，睡眠時無呼吸症候群が起こる可能性が予想される。400床の老人病院で病棟のナースにいびきと無呼吸のある患者を簡単な調査表に従って調べてもらったところ，9例（約2％）の患者がいびきと睡眠時無呼吸をもっていることがわかった（1996年3月）。患者の多くは，脳梗塞，高血圧，脳内出血の患者で，42歳から89歳にわたっていた（松岡成明，私信）。

表5-5 睡眠時無呼吸指数

		身長	体重	BMI	体脂肪率 (%)	無呼吸指数 (回数／hr)	
						鼻	腹
32歳	女	160	79	30.9	39	27.4	17.4
38歳	男	172	75	25.4	20.5	15.8	0.9
52歳	男	158	74.2	29.7	32.5	11.0	1.3
61歳	女	158	58	23.2	32.5	4.5	3.0

　今回は著者の所属する筑水会病院で入院患者284名について，ひどいいびきをかき，周囲の人々に明らかに迷惑をかけている患者を病棟のナースによって報告してもらったところ，15名が報告された。それらの患者に睡眠中の無呼吸検査を行なうことを説明したところ，協力を得られなかった者，および，症状が安定していない者を除き，9名の患者から検査を受けることの同意を得た。

　睡眠時無呼吸の検査は病棟内の各人のベッド上で行なった。用いた機器は，鼻呼吸・腹呼吸波形，無呼吸時刻，無呼吸時間，体位，分時呼吸回数を測定できる睡眠時無呼吸モニタ（レスピモニタTN1110，テクナ電子工業製）と血中酸素飽和度，心拍数を測定できる携帯型24時間パルスオキシメータ（リストモニタTN5110，テクナ電子工業製）である。無呼吸指数5以上を睡眠時無呼吸症候群と判定した。検査を実施することができた9名中，無呼吸指数が5以上のものは3例，境界値を示したものは1例であった（表5-5）。

　その他の5名は無呼吸指数2.0以下であった。このことから，いびきが大きくても約半数の人は睡眠時無呼吸症候群とは診断されなかった。精神科病棟に限らず，一般病棟でもひどいいびきをかく人，特に高度の肥満のある患者では睡眠時無呼吸症候群を疑うことも必要である。

6. 薬物によって起こる無呼吸

　いびきに効く漢方薬のところで述べたように，大柴胡湯のいびきの抑制効果が種々の薬物を使用している人では明らかに劣ることをみた。このとき使用していた薬物は抗精神病薬，抗パーキンソン薬，睡眠薬，抗不安薬，抗高脂血症薬，降圧薬であった。

　しかし無呼吸を起こす可能性のある薬物は，催眠鎮静薬，精神神経用薬，抗てんかん薬，麻薬，全身麻酔剤，骨格筋弛緩薬，局所麻酔薬，血圧降下薬，その他多くの薬物名があげられている（表5-6）。

　この中にはアルコールが含まれていないが，アルコールのかなりの量を常用している人ではアルコールによって無呼吸が起こる可能性がある。

　しかし同じ薬物を同じ量用いても使用する人の体格，肥満などで無呼吸の起こり方はちがってくる。

《文献》
1) 赤柴恒人：いびき症と上気道抵抗症候群．日本臨床, 58(8)：134-137, 2000.
2) ウィリアム・C・デメント，藤井留美訳：ヒトはなぜ人生の3分の1も眠るのか？講談社, 2002.
3) Hisanaga, A. Treatment of obstructive sleep apnea syndrome with a Kampo-formula, San'o-Shashin-to: Psychiatry and Clin Neurosciences, 53: 303-305, 1999.
4) 久永明人，伊藤隆，新沢敦ほか：半夏厚朴湯が有効であった睡眠時無呼吸症候群の1例．日本東洋医学雑誌, 52(4)：501-505, 2002.
5) 稲永和豊，森信弘：漢方薬による睡眠時無呼吸症候群の治療．精神科治療学 16(6): 595-602. 2001.
6) Inoue, Y., Takata, K., Sakumoto, I. et al. Clinical efficacy and medication of acetazolamide treatment on sleep apnea syndrome. Psychiatry and Clinical Neurosciences. 53: 321-322, 1999.
7) 國芳雅広，前田利治，稲永和豊：大柴胡湯内服中に間質性肺炎を起こした1例．臨

表 5-6 無呼吸を起こす可能性のある薬剤

薬効	一般名	主な商品名
催眠鎮静剤	Gultethimide Phenobarbital Triazolam	ドリデン フェノバルビタール ハルシオン
精神神経用剤 抗てんかん剤	Clomipramine Chlorpromazine Amitriptyline Carbamazepine	アナフラニール コントミン トリプタノール テグレトール
麻薬	Morphine Fentanyl Meperidine Cocaine	モルヒネ フェンタネスト ペチジン コカイン
全身麻酔剤	Thiopental Isoflurane	ラボナール フォーレン
骨格筋弛緩剤	Suxamethonium chloride	サクシン
局所麻酔剤	Lidocaine	キシロカイシン
血圧降下剤	Clonidine Enalapril	カタプレス レニベース
抗原虫剤	Chloroquine	クロロキン
鎮痛剤	Buprenorphine	レペタン
興奮剤	Methylphenidate	リタリン
制酸剤	Magnesium hydroxide	ミルマグ
たん白アミノ酸製剤	L-Tryptophan	アミファン
鎮咳去たん剤	Codeine	コデイン
抗ヒスタミン剤	Promethazine	ピレチア
β遮断剤	Propranolol	インデラル
抗不整脈剤	Disopyramide	リスモダン
化学療法剤	Miconazole Azidothymidine	フロリード レトロビル
カルシウム拮抗剤	Verapamil	ワソラン

高杉益充監修,矢野精一編集:副作用症状とその原因薬剤.参考にして一部改変.

床と研究, 73：2779-2780, 1996.
8) 中沢洋一：不眠症を治す．保健同人社, 1996.
9) Sakamoto, T., Nakazawa, Y., Hashizume, Y. et al. Effects of acetazolamide on the sleep apnea syndrome and its therapeutic mechanism. Psychiatry and Clinical Neurosciences, 49: 59-64, 1995.
10) 杉田義郎, 三上章良, 渡邊琢也ほか：夜間の微小覚醒と眠気—上気道抵抗症候群と周期性四肢運動障害について—．臨床精神医学, 27(2)：149-157, 1998.
11) 高杉益充監修, 矢野精一編集：副作用症状とその原因薬剤．医薬ジャーナル社, 1991.
12) 内山眞編集：睡眠障害の対応と治療ガイドライン．じほう, 2002.
13) 山城義広, 菅沼保明, 保坂公夫：睡眠呼吸異常の診断における arousal の重要性．第22回日本睡眠学会学術集会 抄録集, 1997.

第6章

その他の睡眠障害

1. 概日リズム睡眠障害

「概日リズム」とか「体内時計」といった言葉は，睡眠の研究者によって用いられてきたが，体内時計というのは明らかにその存在が認められてきている。体内時計によって睡眠と覚醒のサイクルが起こるのである。このサイクルは人の体内で起こる生化学的変化とも一致している。人の行動はこの体内時計で動かされている。

体内時計が外的条件によって狂わされたり，あるいは体内自体のある変化によって狂わされたりすると概日リズムの障害が起こってくる。それらの障害は5つの種類に分けられる。

1）時差症候群による睡眠障害

日本からヨーロッパや米国にジェット機で行くと，時差のために混乱が起こる。

体内時計がヨーロッパや米国の明暗周期に対応すると，生体リズムも前進したり，後退したりする。時差の少ないオーストラリアにジェット機で出かけてもこのような時差による生体リズムの再同調をする必要はない。移動した土地の時間にあわせて眠れないために睡眠と覚醒のリズムが混乱する。不

眠，日中の眠気，身体の不調などのいわゆる時差ぼけが起こる．

　ジェット機にのって5時間以上時差のある地域に旅行した場合には，ほとんどの人が時差症候群にかかる．また東に向って行くときと，西に向って移動するときはその起こり方がちがうとも言われている．

　症状としては睡眠障害が最も多く，眠気，精神作業能力の低下，疲労感，その他種々の身体症状がみられる．睡眠障害は夜間の中途覚醒が多く，入眠困難も多い．

　この症候群は個人差，年齢差もあり，回復のはやい人とおそい人がある．
　時差症候群にはメラトニンを用いることも考えられている．

2) 交替勤務による睡眠障害

　夜間勤務者，交代勤務者が増加しており，日勤と夜勤を交互に行なわねばならない人もふえてきている．これは時差症候群と似た状態になることが知られている．交替勤務者で常に勤務時間帯が変化するときには生体リズムの同調が困難となる．交替勤務就労人口が日本では全就労人口の20-30%となり，その80%が睡眠障害を訴えていると言われ，大きな問題となっている．

　最も多い症状は睡眠障害であり，その他めまいや立ちくらみなどの自律神経症状，その他消化器症状を訴える．

3) 睡眠相後退症候群

　一般人口の0.17%，高校生の0.4%がこの症候群を示すとされている．不登校，頻回の欠勤などにつながることがあり，社会的に大きな問題となっている．生体リズムのおくれがみられる．明方にならないと眠れないとか，午後にならないと起床ができない人がいる．学校生活や社会生活に支障を来すことになり，深刻な影響を及ぼすことがある．

　生活指導，毎日就床時間を3時間ずつおくらせる時間療法，高照度の光治療（起床後1時間，2500ルクス以上の高照度光を照射する）なども行なわれている．その他時間生物学的薬物療法も行なわれる．睡眠薬やメラトニン

（わが国ではまだ研究中）が用いられる。

4）非24時間睡眠覚醒症候群
視覚障害者や1日中室内に閉じこもっている人にみられることが多い。

治療は生活指導，高照度光療法，薬物療法などが行なわれる。メラトニンの使用も考えられている。しかしまだ一般的にはこの治療は行なわれていない。

5）その他のリズム障害
①睡眠相前進症候群

高齢者に多く家族性に発生することが多いと言われている。

入眠と覚醒時刻が社会生活における常識よりも前進している。夕方はやくから眠るため早朝に目覚めてしまう（例えば午前3時に覚醒する）。老人ではよくみられる。生活指導や高照度光療法（夜間）などがすすめられる。

②不規則型睡眠覚醒パターン

これは脳障害のある者，老年痴呆などにみられる。身体疾患のある者にみられる。

睡眠と覚醒が昼夜を問わず不規則になる。夜間にしばしば目覚め，日中に眠気が起こったりする。不規則な睡眠と覚醒がみられる。

治療法としては生活指導，高照度光療法，薬物療法などが考えられる。

《概日リズム障害に漢方治療》

概日リズム障害の漢方治療については未だ検討していないが，痛みを訴える高齢の痴呆患者（86歳，女性）の治療中にみられた不規則型睡眠覚醒パターンにおいて行なった漢方治療についてその経験を述べるにとどめる。

●症例1　86歳　女性

7，8年前より肛門部の痛みを訴えはじめ，その後次第にひどくなり，肛門科

を訪れたが原因不明だと言われた。

X年2月21日：当科初診。

SSRI（マレイン酸フルボキサミン）50mgとクエン酸タンドスピロン20mgと睡眠薬で少しはよくなった。

X+1年10月24日より難治性の慢性疼痛に効くと言われているサルボグレラートを150mgからはじめ、11月21日300mgに増量した。少しずつ痛みの訴えは減ってきた。

X+2年4月7日：風邪をひいて他の病院に入院していたため、前回より23日ぶりに来院した。その間夜眠れないため入院中の病院より眠剤を出してもらったが、眠りがわるく、しかも不規則になり、夜中も起きていることがあり、また昼間も眠るようになったという。

この日の処方は
1) リボトリール　　　　　　　　　　1mg
　 クエチアピン（セロクエル）　　　50mg　　2×朝夕
2) ブロチゾラム　　　　　　　　　　0.25mg
　 ゾピクロン　　　　　　　　　　　7.5mg　　1×就寝前
3) 当帰芍薬散　　　　　　　　　　　2.5g　　 1×就寝前

であった。

4月14日：相変らず眠りは不規則である。当帰芍薬散を7.5gに増量し、1日3回に分服。その他の処方は前回と同じ。

4月28日：4月25日午後9時より眠りに入り、翌朝7時に目覚める。それまで服用した睡眠薬（ブロチゾラム0.25mgとゾピクロン7.5mg）は中止した。

5月8日：昼と夜のリズムがかなりはっきりしてきたというので娘が睡眠日誌を作成して持参。それを参考にしてえがいたのが図表である（図6-1）。

2. むずむず脚症候群と周期性四肢運動障害

1) むずむず脚症候群（Restless Legs Syndrome：RLS）

これは脚に不快感や痛みがあって、たえず脚を曲げ伸ばしたり、組み替え

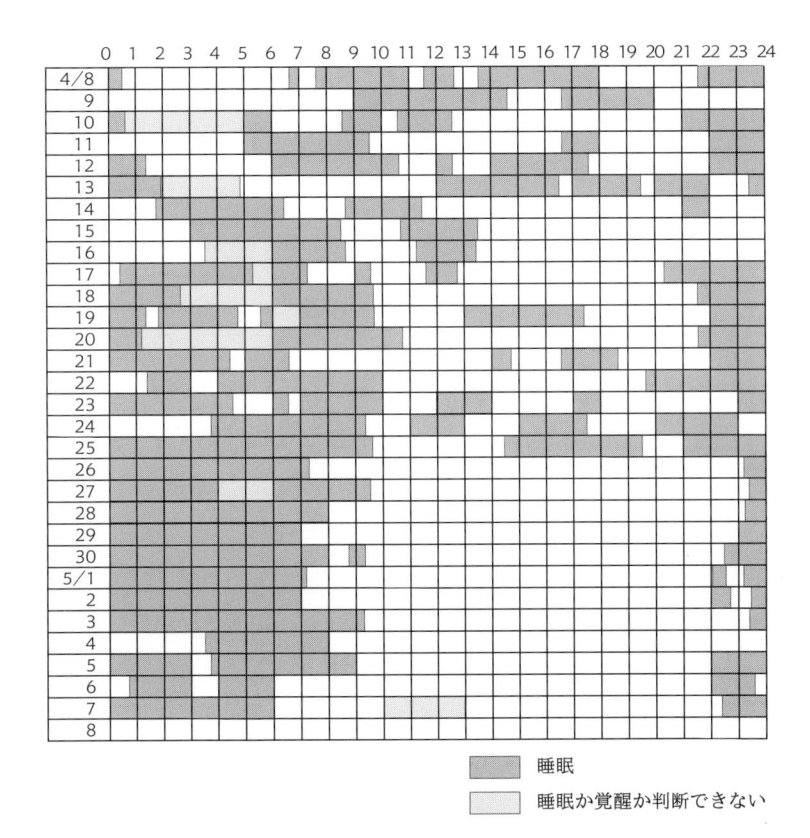

図 6-1 睡眠日誌
4月14日より当帰芍薬散 7.5g を使用し，4月26日より昼夜の
リズムが明らかになった。

たくなる。起きて歩きまわらないと我慢できない人もいる。すぐに不快感が起こるので眠ることができない。症状は夜にひどくなるため，じっと横になって眠ることができない。有病率は 1‐3％程度である。

2) 周期性四肢運動障害（Periodic Limb Movement Disorder：PLMD）

高齢者に多くみられ，睡眠中に手足が繰り返し動く。主に脚が動くことが多い。動きはかなり頻繁で激しいため，患者は眠っていても目が覚めてしま

い不眠を訴える。むずむず脚症候群と共通してみられることが多い。

　治療法は 1) 2) ともにクロナゼパム（リボトリール）0.5 - 1.0mg からはじめる。ドーパミンアゴニスト（ペルゴリド，タリペキソール，カベルゴリン）も用いられる。

● 症例2　56歳　男性

　高血圧症のため内科に通院していたが，X 年頃に腎機能異常を指摘され投薬を受けるようになった。X + 15 年 1 月より慢性腎炎による腎不全のために血液透析が開始された。その後，徐々に入眠困難を主とした不眠が強くなり，透析病院から種々のベンゾジアゼピン系睡眠薬を処方されたがあまり効果はなかった。X + 16 年頃から入眠時に両下肢（腓腹筋部），足底部のしびれムズムズするような不快感，不随意運動を自覚するようになった。それらの症状は一時的に軽快した時期もあったが X + 17 年 5 月から再度悪化したため，同年 7 月に大阪医大病院睡眠外来を受診した。この時点では高血圧は泌尿器科により処方されていた薬物により充分にコントロールされていた。本人の訴えからむずむず脚症候群および，周期性四肢運動障害による不眠が疑われ，終夜睡眠ポリグラフ検査が施行された。

　最初の夜の検査の結果は，睡眠状態は非常にわるく，総睡眠時間はわずか 53.4 分で，睡眠効率（全就床時間当たりの総睡眠時間）は 10.9％ であった。

　下肢運動については，それぞれの睡眠段階における回数を左，右別々に，また左右同期性のものの回数を測定した。（レム睡眠期，ノンレム睡眠期，覚醒期）

　睡眠 1 時間あたりの下肢運動の回数を下肢運動指数として計算した。その結果下肢運動は 383.1 回であった。

　このように下肢運動が頻回に起こっているので周期性四肢運動障害を伴うむずむず脚症候群と診断している。

　治療としては，就寝前にクロナゼパム 0.5mg の投与を開始した。その後間もなく自覚的な入眠時の下肢の異常感覚や運動は軽快したが，入眠困難があるため，フルニトラゼパム 2mg を併用している。その後自覚的に入眠がかなり改善

し，翌朝の寝起きもよくなっている．しかし眠りが浅いという訴えは続いている．

X＋18年3月に2回目の終夜睡眠ポリグラフ検査を施行している．薬物投与前の結果に比べて，総睡眠時間は439.9分，睡眠効率は75.2％に改善していた．下肢運動指数も最初の383.1回から192.7回に大幅に減少していた．中途覚醒は87回であった．

その後全身状態や血液所見に大きな変化はなく，また睡眠状態も明らかに悪化することはなく経過していたが，全身倦怠感，透析中の筋肉のひきつり，それに伴う焦燥感が強まってきたため，X＋18年6月より芍薬甘草エキス顆粒（医療用）を，透析施行日（2日に1回）は透析開始前と就寝前にそれぞれ2.5gずつ，それ以外の日は就寝前に2.5gのみ投与開始した．約3ヵ月くらい経過している．患者自身もぐっすり眠れると述べ，自覚的な睡眠の改善も認められている．総睡眠時間は388.9分，睡眠効率は65.4％とむしろ2度目の結果よりわるく，下肢運動指数も2回目の192.7回から255.2回と増加している．自覚的睡眠の改善にもかかわらず下肢運動の回数や睡眠効率の改善は認められていない．しかし短時間ではあるが第3段階の徐波睡眠が出現しており，中途覚醒回数も87回から53回と減少している．

《文献》
1) 萬代正治，仮谷誠司，吉田祥ほか：透析後に睡眠時ミオクローヌスを来した症例に対する芍薬甘草湯の使用経験．漢方医学，21(1)：19-23, 1997.
2) 内山眞編集：睡眠障害の対応と治療ガイドライン．じほう，2002.

表6-1 主な生薬の主成分・薬理作用

	主成分	主な薬理作用	主な配合成分
黄芩 (おうごん)	◎バイカリン ◎バイカレレイン など	◎中枢抑制作用（鎮痛・鎮静・運動抑制）、◎体温調節作用（体温低下）、◎血圧降下作用、◎毛細血管強化作用、◎抗動脈硬化作用、◎脂質代謝改善作用、◎肝障害予防作用、◎抗消化性潰瘍作用、◎抗炎症・抗アレルギー作用など	黄連解毒湯・大柴胡湯・柴胡加竜骨牡蛎湯
黄連 (おうれん)	◎ベルベリン ◎コプチシンなど	◎中枢抑制作用（鎮痛・鎮静・運動抑制）、◎鎮痙作用（抗けいれん）、◎健胃作用、◎止瀉作用（下痢の抑制）、◎抗消化性潰瘍作用、◎血圧降下作用、◎動脈硬化予防作用、◎抗炎症作用、◎免疫賦活作用、◎抗菌作用など	黄連解毒湯・三黄瀉心湯・女神散
柴胡 (さいこ)	◎サイコサポニン ◎ペクチン ◎脂肪酸など	◎中枢抑制作用（鎮静・鎮咳・鎮痛・解熱など）、◎抗消化性潰瘍作用、◎肝障害改善作用、◎抗炎症・抗アレルギー作用、◎ステロイド様作用、◎ステロイド剤副作用防止作用、◎脂質代謝改善作用、◎抗ストレス作用、◎インターフェロン誘起作用など	大柴胡湯・柴胡加竜骨牡蛎湯・四逆散・柴胡桂枝湯・加味逍遙散
生姜 (しょうきょう)	◎ペオニフロリン ◎ペオノール ◎タンニンなど	◎中枢抑制作用（運動抑制・睡眠延長など）、◎解熱・鎮痛作用、◎抗けいれん作用、◎鎮咳作用、◎鎮吐作用、◎血圧降下作用、◎強心作用、◎唾液分泌亢進作用、◎胃腸運動への作用、◎抗潰瘍作用、◎肝障害予防・改善作用など	加味帰脾湯・補中益気湯・半夏厚朴湯・三黄瀉心湯・大柴胡湯など
大黄 (だいおう)	◎センノサイド ◎エモジン ◎レイン ◎ラタニン ◎アントラキノン ◎タンニンなど	◎瀉下作用（下剤作用）、◎抗菌作用、◎向精神作用（自発運動抑制など）、◎腎機能改善作用、◎抗炎症作用、◎肝障害改善作用、◎免疫賦活作用、◎脂質代謝改善作用、◎変異原活性抑制作用、◎インターフェロン誘起作用など	三黄瀉心湯・大柴胡湯など
陳皮 (ちんぴ)	◎精油成分 ◎フラボノ配糖体類 ◎ペクチン ◎クエン酸など	◎中枢抑制作用（自発運動抑制・体温下降・麻酔延長作用など）、◎抗けいれん作用、◎抗炎症・抗アレルギー作用、◎健胃作用、◎肝障害改善作用	補中益気湯・釣藤散
当帰 (とうき)	◎リグスチライト ◎ファルカリノール ◎ペクチン ◎アラビノガラクタンなど	◎免疫賦活作用、◎中枢抑制作用（鎮静・催眠の延長・血圧降下・体温低下・自発運動抑制など）、◎鎮痛・解熱作用、◎筋弛緩作用、◎末梢血管拡張作用、◎抗炎症・抗アレルギー作用、◎抗腫瘍作用、◎抗癌剤の副作用軽減作用など	当帰芍薬散・加味逍遙散・補中益気湯
人参 (にんじん)	◎ジンセノサイド ◎ベータシトステロール ◎パナーセン ◎ビタミンB群など	◎中枢興奮作用、◎中枢抑制作用、◎抗ストレス・抗疲労作用、◎強壮・男性ホルモン増強、◎脳血流量増加・抗炎症・血圧降下・血糖降下・脂質代謝改善・抗潰瘍・抗腫瘍作用、◎抗老化・免疫賦活・肝障害抑制作用、◎向精神作用など	補中益気湯・柴胡桂枝湯・帰脾湯

ひとつの生薬の中にも複数以上の成分が含まれており、薬理作用も多くの作用が含まれている。

■ 用語解説（漢方関連）

漢方では特別な表現がある。その一部をここにあげる。

い

咽中炙臠（いんちゅうしゃれん）：咽喉頭部にあぶった肉片が引っ掛かっているような異物感があること。咽頭部異常感と同じ。

陰陽（いんよう）：全身的または局所的に，熱のある状態，新陳代謝の昂進状態を陽とし，逆に冷えている状態，新陳代謝の低下状態を陰としている。

お

瘀血（おけつ）：停滞し変性した非生理的血液の意。次のような徴候のみられることが多い。①口が乾燥する，②腹部に膨満感がある，③全身または局所の不快な熱感，④皮膚粘膜の紫斑点，青筋，さめはだ，⑤舌の辺縁の暗紫色，⑥唇の暗紫色，⑦大便が黒色，⑧出血しやすい，⑨下腹部の抵抗，圧痛のあるもの，⑩特定の脈（深く強く圧迫して触れる脈），⑪月経の障害，など。

き

気鬱（きうつ）：気のうっ滞のことで，不安状態や抑うつ状態でみられ，のどのつまる感じを訴えることが多い。咽喉の筋肉の過度の緊張によると考えられ，筋緊張を緩める厚朴などの気剤が用いられる。

気逆（きぎゃく）：気の逆上。上気すること。

気虚（ききょ）：消化吸収機能の低下により，元気が衰えて，活発に活動できない状態。治療には人参，黄耆の入った補中益気湯，四君子湯などを用いる。

気血水（きけつすい）：気血水は漢方における病因論の仮説的説明であり，罹病時の変化と平常の体質との両者について論じられる。

胸脇苦満（きょうきょうくまん）：心窩部より季肋部にかけて抵抗，圧痛があり，不快

感を訴える場合，これを胸脇苦満と呼ぶ。これは柴胡剤の使用目標であるが，柴胡剤でも患者の虚実によって処方を選定する。

虚実（きょじつ）：虚は空虚，実は充実の意。「病気に抵抗する体力」のある状態を「実」とし，不足している状態を「虚」と呼ぶ。

く

駆瘀血剤（くおけつざい）：「瘀血」を目標にして用いる漢方。桃核承気湯，桂枝茯苓丸などを指し，広くは当帰芍薬散，加味逍遙散など，当帰，川芎などを含むものも駆瘀血剤と呼ぶことがある。

け

血（けつ）：具体的には血液のことで，その機能をも含めた概念である。血は気とともに全身をめぐり，各組織に栄養を与え，また気によって高次の制御を受ける。血の異常には瘀血・血虚などがある。

血虚（けっきょ）：血（けつ）の機能低下状態。すなわち貧血，循環血流量の減少，あるいは血液，免疫系の異常などによって虚に陥ったものを指している。

こ

合方（ごうほう）：ふたつ以上の漢方をあわせてひとつの処方として使用すること。

さ

臍下悸（さいかき）：腹部大動脈の拍動の波及が顕著で，臍の下でこれを触知することができる。

し

上衝（じょうしょう）：「気」が上にのぼること。のぼせて顔面紅潮し，頭痛や動悸が起こる。足の冷えを伴うことが多い。桂枝を用いる目標とされる。

津液（しんえき）：体液のこと。

心下部（しんかぶ）：上腹部の胃のあたり。心窩部。みぞおち。

心下悸（しんかき）：みぞおちの辺りで大動脈の拍動を強く触れること。臍上悸ともいう。

心気病（しんきびょう）：神経症。今日では神経症とは呼ばないで不安障害などにあたる。

腎虚（じんきょ）：臍より下の虚。精力減退。腰以下の倦怠，視力低下，脱毛，多尿，陰萎，耳鳴などの症候を起こすとされる。

心中懊悩（しんちゅうおうのう）：何とも表現できないように胸中が苦しいこと。

心煩（しんぱん）：胸苦しいこと。

す

水（すい）：水とは，血液以外の体液一般を指し，その機能も含めた概念である。生理的状態にあるものを津液（しんえき），病理的状態にあるものを痰飲（たんいん）あるいは水毒（すいどく）と呼ぶ。

は

梅核気（ばいかくき）：咽喉部異物感。咽中炙臠ともいう。今日咽喉頭異常感と呼ばれる病態と同一の病態と思われる。

煩驚（はんきょう）：神経過敏の状態である。煩驚のあるものには，心下または臍部で動悸の昂進しているものがある。

煩躁（はんそう）：煩も躁も，もだえ苦しむ状態で，煩は自覚症状で，躁は手足をしきりに動かして苦しむ状態をいう。

煩熱（はんねつ）：不快な熱感のこと。手や足の裏が火照って冬でも布団から足を出すという症状のあるものがある。梔子剤（梔子の入った処方や地黄剤がよく用いられる。

ひ

脾胃虚弱（ひいきょじゃく）：消化器系の機能全般が弱い状態で，さらに免疫系の機能も含めて弱い状態。脾虚と同じ意味。

り

裏証（りしょう）：裏，すなわち内臓から現われてくる症状で，腹痛・便秘・下痢などは裏証である。

れ

攣急（れんきゅう）：筋緊張が強く，強直性になること。

　以上の用語の解説は日本漢方医学研究所監修：漢方医学テキスト　治療編．医学書院，1995．を参照てその一部のみをあげた。さらに詳しいことは同書を参照されたい。

第7章 睡眠障害とサプリメント

1. サプリメントの考え方

1）健康食品の隆盛

　おいしい料理や食材，人気のレストランなどをとりあげたグルメ番組がテレビを賑わすようになって久しい。近頃では，食べものと健康についての番組が大変人気があるらしい。タレント司会者たちが趣向を凝らして食品成分の体調に及ぼす効能をわかりやすく解説してくれる。時には何人かの人々が特定の食材を1, 2週間食べ続け，体調の変化を調べるという小さな臨床試験も行なわれる。実際に血液成分の組成が変わったり，血液の流動性が著しく向上したり，皮膚のしみが薄くなったり，映像でとらえる効果はいつも驚くほどである。

　健康雑誌も花盛りで，いくつもの雑誌が競い合いながら様々な食材のもたらす驚くべき効能を毎号取り上げ，消費者の体験談を満載している。これほど広く国民が健康を意識しながら食品に関心を払うようになったのは，これまでのわが国の歴史の中でも初めてのことかもしれない。

　この消費者動向に対応して，食材を濃縮するなどして特定の成分を摂取しやすく加工した商品，すなわち健康食品の市場も急成長を遂げてきた。町の薬局やデパートの健康食品売り場には，クロレラやローヤルゼリーのような

昔なじみの健康食品に加えて，聞き覚えのない新しい素材を用いたものまで様々な健康食品が所狭しと陳列されている。

サプリメントという呼称もかなり浸透してきたようだ。コンビニエンス・ストアにはビタミン，ミネラル，ハーブなどの健康食品が大変手ごろな価格で販売されており，これらはたいていサプリメントと呼ばれている。インターネットにはサプリメントの個人輸入を代行するホームページがたくさんあり，いまや海外のサプリメントもその気になれば居ながらにして入手できる。

健康食品が着実に普及していることは誰でも感じていることだろう。公的な市場統計はまだないが，ある民間の調査によれば2000年には健康食品の販売高は一般用医薬品（医師の処方箋なしに薬局で買える医薬品）のそれを追い越し，さらに成長を続けていると言われる。何しろ日本人の6割が健康食品を日常的に摂取しているというデータもあるほどである。

これらの健康食品やサプリメントの中には，睡眠障害への効能を示唆しているものがいくつかあるが，しかしそれらの情報は必ずしも広く行き渡ってないように思われる。本章では，それらについての基礎的な情報を提供することとしたい。

2）健康食品の行政上の位置づけ

実は「健康食品」も「サプリメント」も俗称であって，公的な名称ではない。厚生労働省は常に「いわゆる健康食品」などと「いわゆる」を付けて表現する。このことが健康食品のおかれた微妙な立場をよくあらわしている。健康食品にはどこか不明朗というか，よくわからない一面があるような印象がある。それはどこから来るのであろうか。

薬膳料理などに代表されるように，食べ物には健康を維持し病気からの回復を促進する働きがある。われわれの健全な常識は，昔から「医食同源」としてそのことを直観的に理解してきた。一方，われわれの文化は天然物の持つ薬効を追求し，「医薬品」という厳密にして洗練された製品カテゴリーを生

んだ。では食品の効能をさらに引き出すべく加工を加えた健康食品は，一般の食品なのか医薬品なのか。あるいは第3のカテゴリーとすべきなのだろうか。

健康食品を行政上どのように取り扱うべきかは極めて複雑かつ繊細な問題であり，世界中の先進国が今もそのために知恵を絞っている。それは国民の健康と日常生活に直接関係するばかりでなく，食品行政と医薬品行政の管轄権に関わる問題であり，食品業界と医薬品業界の利害にも直結している。

わが国も健康食品の取り扱いについては大変苦心を重ねてきている。実際，20年ほど前に行政と業界は健康食品をめぐってそれぞれが食品サイドと医薬品サイドに真っ二つに分かれて激しい綱引きを演じ，関係者の間で「食薬戦争」と呼ばれたほどであった。そして現在の議論かまびすしい状況を第2次食薬戦争と呼ぶ声もある。

厚生労働省は健康食品の取り扱いに筋道を立てるため「特定保健用食品」などの新カテゴリーを設けたが，後述するようにこれらの器に入るのは健康食品のごく一部に過ぎない。多くの健康食品はまだ一般食品と一くくりにされており，いかによい効能があろうとそれを人々に伝えることは許されない。したがって効能を様々な手段で暗示するなど，法規制に抵触しないよう立ち回ることが健康食品業界では常態化している。

そして不充分な法規制の網をくぐって一部で不適切な健康食品が販売され，それが人々の健康を損なうという極端な例さえ生じている。また新聞には本の広告という形をとって「がんが消えた」などと煽情的に訴える健康食品の宣伝広告が氾濫しており，これらの突出した事例の結果，健康食品全体の信用が損なわれてしまっている。大多数の健康食品にとってこれは非常に不幸な事態である。

食品のなかに体調を整える上で有用な成分がしばしば含まれていることは紛れもない事実である。健康食品を頭ごなしにすべて否定するのは，健康食品をどれもこれも盲目的に信ずるのと同じほどに合理性を欠く行為であろう。健康食品には実力に応じた用途も守備範囲もあるはずである。われわれの文

化が生み出した財のひとつとして，健康食品がその価値に応じて社会の中に適切に位置づけられるよう，われわれはもっと知恵を絞らなければならない。

3）食品の3次機能と生活習慣病

　食品には3つの大きな働きがあるとされている。第1に，食品はわれわれが生命活動を維持し，繁殖してゆくための大切な栄養源となる（1次機能＝栄養）。第2に，食品は味覚や嗅覚などに働きかけ，食の悦びを与えてくれる（2次機能＝感覚）。そして第3に，食品には複雑な身体機構に作用し，健康を維持するという重要な働きがある（3次機能＝体調調節）。健康食品とは，3次機能を売り物にして商品化された食品の総称であると言うことができる。

　食糧が充分でない時代や地域においては，餓死しないことが人々にとって最も重要な事柄であった。そのような社会環境では，食品の3つの機能のうち1次機能だけが人々に強く意識される。社会がある程度豊かになると食糧の欠乏という不安は去り，味わうことに価値をおいたグルメの楽しみ，すなわち食品の2次機能にまで関心を向けるゆとりができる。さらに余裕が生まれ高齢まで生きるのが普通のことになると，人々はいつまでも若く美しく健やかでありたいと願うようになる。こうして食品の3次機能が人々の心をとらえる基盤ができる。

　また疾病に対する考え方も時代とともに変化する。近年，いわゆる成人病の根底には長年にわたる不適切な生活習慣（食習慣，運動習慣，休養，喫煙，飲酒など）がある，とする考え方が一般化し，これらを生活習慣病と呼ぶようになった。そして不適切な生活習慣を改めることによって疾患を予防しようと，日ごろの生活習慣を見直すよう人々に注意を喚起する取り組みがなされるようになった。このような背景もまた人々の関心が食生活の内容へと向かう一因となっていると思われる。

　そしてまさにこれらの動きに歩調をあわせるように，近年の科学の進展は多くの食品成分が生体を防御し，体調のリズムを調節し，疾病を予防し，疾病からの回復を進め，老化を遅らせるなど，体内で大切な働きをしているこ

とを次々に明らかにしてきた。これらの新知見は人々の関心とぴったり合致し，現在みられるような健康食材ブームをもたらすことになったと考えられる。

4）サプリメントとトクホ

　健康食品のなかで，特に錠剤やカプセル剤などの形状のもの，国外原産の食品素材を原材料とするもの，ファッション性が商品価値の一部をなしているものなどは，商業的な判断から「サプリメント」と称されることが多い。サプリメントはなんら公的な呼称ではないが，睡眠障害に活用できるものはサプリメントと呼ばれるものの中に多いため，本章では以下主にサプリメントという言葉を用いることにする。

　サプリメントの持つ3次機能（体調調節機能）は，時として医薬品が果たすべき役割と互いに重なり合う。実際，同一の製品がある国ではサプリメントとされ，別の国では医薬品とされることは少しも珍しくない。例えばわが国では医師の処方箋が必要な漢方薬も，米国ではサプリメントとして扱われている。また厚生労働省は2001年にビタミン剤や相当数の生薬を医薬品の扱いからサプリメント（食品）へと変更した。これも両者を行政的に区分することの難しさをあらわす一例と言える。このようにサプリメントと医薬品の間には本質的な差異が存在するわけでは必ずしもないので，サプリメントだからといってその効能を一概に軽視すべきではない。

　なお，健康食品のなかには「特定保健用食品」（いわゆるトクホ）と呼ばれるものがある。これは定められた品質，安全性，有効性などのデータを厚生労働省に提出し，薬事・食品衛生審議会の審査に合格したもので，いわば健康食品の優等生である。

　トクホは「血糖値が気になりはじめた方へ」などの形で効能を表示することが許可されており，一般の食品やトクホ申請をしない健康食品と差別化できるため，大手食品メーカーを中心にトクホの許可を受けるものがこのところ徐々に増えてきている。

しかし残念ながら，睡眠障害に直接関連した用途でトクホの許可を受けた製品は現在のところ市場にはない。トクホ製品があるのは「おなかの調子」「コレステロール」「中性脂肪」「体脂肪」「血圧」「血糖値」「ミネラルの吸収」「骨の健康」「歯の健康」の各領域だけである。

このようにトクホ製品が特定の領域に集中してしまう理由のひとつは，疾患領域によって求められるデータをそろえることの難易度が違うためである。例えば，睡眠障害が改善することを臨床試験で統計的に確認するのは，上昇したコレステロールが低下することを観察するより技術的にはるかに難しい。

また，2001年春より錠剤，カプセル剤などの形状をした製品にもトクホの認可を得る道が開かれたが，それ以前は医薬品的な誤認を招く形状であるとして認められなかった。このことも非食品企業のトクホ取得意欲をそぐ結果となっていたと思われる。さらに，トクホの許可を得るにはそれ相当の時間的，資金的な投資が必須であり，中小メーカーにとっては参入のための負担が大きすぎることも無視できない。

すなわち，トクホの許可を受けた製品はよい製品であるとは言えるが，逆は必ずしも真ではない。トクホの許可を受けてないからといって，そのサプリメントがあまりよろしくないと判断するのは早計である。

5）よいサプリメントを選ぶには

市場にはサプリメントがあふれている。何社もが同種の製品を競って販売しており，価格だけを単純に比較しても相当の開きがあることが多い。品質を比較することは簡単でないが，近年米国でジンセン（朝鮮人参）やセントジョンズワート製品について市場から製品を多数購入して品質検査を行なったデータが発表された。それによると製品によって品質には雲泥の差があり，中には活性成分がほとんど検出できないものさえあった。日本のサプリメントの品質を比較したデータはないが，米国よりさらに法規制が緩やかであることを考えると，おそらく同様の状況であろうことは想像に難くない。

サプリメントは服用してすぐに効果を体感できないものが多いので，品質

のよし悪しを五感で鑑別することは難しい。よいサプリメントを選ぶ最も確かな方法は，よい会社の製品を選ぶことである。聞き覚えのあるものや高価なものを選ぶのは決して賢明な方法ではない。知名度は広告宣伝に費やした費用に比例するし，その広告費は経費として価格に上積みされるからである。

販売元が長年の信頼と実績のある会社なら，その製品は最低限の品質水準には達していると期待することができる。だがサプリメントの会社は往々にして歴史も浅く，名前も知られていないことが多い。その場合は次のような点に注目するのがよい。

〈好ましいサイン〉

○ 活性成分の含量が表記されている。

米国のサプリメントは活性成分の含量で標準化され，常に一定の含量を担保しているものが珍しくない。しかし日本はサプリメントの成分含量表示を義務化していないため，何をどれほど含んでいるのかという最も基本的な事実を開示していないサプリメントが多い。品質に自信のある会社はそれを自主的に明示しているし，問い合わせれば答えてくれる。

○ 臨床データを示すことができる。

責任感ある会社は販売する製品が実際どれほどの効果があるかを何らかの手段で確かめるはずである。臨床データを請求すればその会社と製品の水準が推察できる。

〈要注意のサイン〉

また次に挙げるような事例に該当する傾向がみられたら，その会社の製品には注意したほうがよい。

△ テレビコマーシャルや新聞広告など，派手に広告宣伝をしている。

△ 製品の価格が同種品に比較すると格段に高い。

△ 劇的に改善した例ばかりを強調する。あるいは，同じ商品がどんな病気にでも効くと主張する。

△ データを求めても示されるのは体験談ばかり。それも実在の人物かどうか確認するすべがない。

△「〇〇先生のお墨付き」ということを誇示する。しかしその先生以外の専門家が推薦している様子はない。
　△宣伝にごまかしがある。他社製品の研究データを自分のもののように引用したり，不利な点を隠したり。
　サプリメントは法規制も未整備な発展途上の製品カテゴリーなので，常に新たな情報を収集し，特に安全性の情報については注意を怠らない姿勢が必要である。
　国立健康・栄養研究所はホームページ*で健康食品の安全性・有効性に関する最新の有益な情報を提供しているので，随時チェックすれば健康被害は避けることができる。

2. 不眠症のサプリメント

　安眠のためのサプリメントとして日本で最も知られているのはメラトニンではないだろうか。カモミールに代表されるハーブティーも睡眠を誘う手段としてよくあげられる。だが欧米諸国はもっと多様なサプリメントやハーブを安眠のために活用している。そして国際化の進展により海外と国内の情報格差はますます縮まり，多くの海外のサプリメントがわが国にも紹介されつつある。
　中にはメラトニンやカバなどのように，わが国では医薬品としての承認を得ない限り市販できないサプリメントもある。だがそれらも個人的に使用するために海外旅行の土産として持ち帰ったり，インターネットで個人輸入するのは法律でも認められている。国境の壁は一層低くなり，実質的に入手できる商品は増える一方である。
　多くのサプリメントの中には不眠症に有益と思われるものもあるし，使用

---

*国立健康・栄養研究所　健康食品等の安全性・有効性情報
http://humpty.nih.go.jp/food/　　　　March 5, 2004

にあたっては充分に注意すべきものもある。しかしわが国では歴史や文化，社会制度など様々な環境の制約により，サプリメントの基本的な情報は明らかに不足している。本項では以下欧米で睡眠障害に用いられている主なサプリメントや日本で話題になっているサプリメントなどを取り上げ，その科学的な背景，使用上の注意などについて説明する。

大部分のハーブはカプセル剤や錠剤のサプリメントとしても，ハーブティーとしても用いられている。ハーブティーはサプリメントというより食品（嗜好飲料）と呼ぶほうがより適切であろうが，ここではサプリメントの項目に一括して含める。なお一部のハーブは主としてアロマセラピー（芳香療法）として不眠に用いられており，これは投与ルートが経口ではないのでサプリメントとは区別して扱う。さらに代表的な食品・飲料についても項目を分けて後に触れることにする。

1）メラトニン（Melatonin）

[基原]

メラトニンは脳の松果腺で作られるホルモンで，概日周期を調節し，光周性（日照時間の長さに関連した生物の季節行動）を調節する。両生類も植物も同じホルモンを作る。サプリメントの原料は大部分が合成メラトニンで，構造は天然のものと同じである。

[用途]

不眠症，海外旅行時の時差症候群（ジェットラグ），夜勤による睡眠リズム障害などに広く用いられる。通常3mgまでを就寝前に服用する。2週間以上連用する場合は医師の指示を受けることが望ましい。

[各国の扱い]

米国ではサプリメントだが日本では未承認の医薬品という扱い。欧州の多くの国で医薬品として扱われている。

[薬理]

サプリメントとしてのメラトニンには睡眠作用があり，作用は辺縁系のレ

セプターを介していると考えられる。高用量では体温低下作用や抗酸化作用を示す。また胸腺のアポトーシスを抑制する作用がある。

［臨床］

不眠症患者の睡眠導入時間を短縮し睡眠の質を向上させるという二重盲検データがいくつかあるが，否定的な結果も同様に得られている。ベンゾジアゼピンを長期間常用している不眠症患者の薬剤からの離脱を有意に促進したという二重盲検の報告があるが，プラセボと差がなかったとする報告もある。

時差症候群については EBM（Evidence-Based Medicine）の総本山であるコクラン共同計画が体系的に臨床論文のレビューを行ない，「メラトニンは時差症候群の予防と治療に著しく有効である」と報告している[†]。

がんや免疫疾患に対する効果を支持するデータはまだ不充分である。抗老化，循環器疾患の改善や予防，うつ病や季節性の感情障害への効果，性機能障害への効果などがうたわれているが，いずれも根拠がない。

［注意］

副作用としては胃部不快感，朝の疲労感，日中の二日酔い気分，頭痛，頭重，うつ，無気力，見当識障害，記憶喪失，不妊，発作活動（seizure activity）の増加，男性の性欲減退，低体温，網膜障害，女性化乳房，精子数減少などが報告されている。

次の人には使用が勧められない。小児，妊娠中・授乳中の女性，うつ病の人，機械を扱う人，妊娠希望の人，発作活動のある人。65歳以上で鎮静剤やアルコールを服用している人は使用にあたり注意すべきである。

アスピリン，非ステロイド性抗炎症薬，ベータ遮断薬はメラトニンの血中濃度を低下させる。フルボキサミンは逆にメラトニンの血中濃度を上昇させる。

[†] 近年，治療方針は科学的な根拠に基づいて決めるべきであるとする，いわゆる EBM という考え方が広まってきている。イギリスを発祥地とするコクラン共同計画はその中核的な存在で，世界中の専門家が得意分野ごとにグループを作り，評価すべき治療法を定め，それについての論文を世界中から体系的網羅的に収集し，メタアナリシスなどの統計学的な手法を駆使して批判的に評価し，要約をまとめて治療の拠りどころを求める人々に公表している。

ベンゾジアゼピン，抗ヒスタミン剤，抗うつ剤，その他の鎮静効果のある薬剤との併用は鎮静作用を増強し副作用を増加させることがある。

コルチコステロイドとの併用はコルチコステロイドの効果を減弱させることがある。

市販されているメラトニンの原料は大部分が合成品だが，牛の松果腺から抽出したメラトニンを用いているものがあるので注意が必要である。

2) バレリアン (Valerian)

[基原]

Valeriana officinalis L.（オミナエシ科セイヨウカノコソウ）の根。不眠症に用いる代表的な西洋生薬で，ギリシャ・ローマ時代からその薬効は知られ，ヒポクラテスやガレヌスもバレリアンを治療に用いていた。

[用途]

不眠症全般に広く用いられる。

[各国の扱い]

日本や米国ではサプリメントだが，ドイツなど欧州のいくつかの国では医薬品として承認されている。ドイツの医薬品再評価委員会であるコミッションE[‡]が承認した適応症は「不穏状態，精神的な状態による睡眠障害」。

[薬理]

主な活性成分はセスキテルペンのバレレン酸で，中枢性の鎮静作用，抗不安作用，筋弛緩作用，血圧降下作用などがある。バレレン酸はシナプス間隙におけるGABAの放出を促進し再取り込みを阻害し，その濃度を高める。

[‡] ドイツは1970年代の後半から約20年を費やしてすべての既承認医薬品について再評価を行なった。生薬製剤についても専門家委員会（コミッションE）が設けられ，極めて厳密な再評価が行なわれた。製薬企業はあらゆる文献資料を提出することが要求され，時には社内データやカルテまでが精査された。その結果，254の生薬製剤が再度承認され，126の生薬製剤は再承認が得られなかった。公表された調査結果は担当した委員会の名を取ってコミッションEモノグラフとして知られ，世界の多くの国で生薬製剤の有効性安全性についての信頼できる専門家見解として引用され参照されている。

バレリアンエキスにはGABAそのものばかりでなくグルタミンもかなり高レベルに含まれており，これが脳内でGABAに変化すると考えられている。同じく含有成分であるリグナンの一種ヒドロキシピノレシノールはベンゾジアゼピンのレセプターに結合する。

［臨床］

不眠症に対するバレリアンの効果を検討したプラセボ対照の二重盲検試験がこれまで20近く行なわれている。おおむね睡眠導入時間が短縮し，睡眠の質が改善するなどの結果が得られている。効果発現は比較的遅く2，3週から数週間かかることもあるが，依存性がなく安全である。

［注意］

バレリアンには特記すべき重篤な副作用はない。まれに胃部不快感や接触性皮膚炎がある。長期連用により頭痛，不眠，散瞳などが起きることがある。

バレリアンは他の中枢性鎮静剤（バルビツール剤，ベンゾジアゼピン）の作用を増強する。アルコールとの併用で効果が増強するというデータはないが，併用は勧められない。バレリアン服用後数時間は機械の操作や車の運転は避けるべきである。

3) カバ（Kava）

［基原］

Piper methysticum G. Foster（コショウ科カバ）の根茎。古くから南太平洋の島々で儀礼の際に精神を安定させ意識を澄明にする飲料として用いられてきた。

［用途］

精神の興奮，緊張，不安などによる不眠に用いられる。

［各国の扱い］

米国ではサプリメントだが日本では未承認の医薬品という扱い。ドイツは医薬品として認めている。コミッションEモノグラフの適応症は「精神的な不安，ストレス，不穏状態」。

[薬理]

カバには抗不安作用があり，鎮静作用，抗けいれん作用，中枢性筋弛緩作用が報告されている。主な活性成分はカバラクトン（カバピロン）で，中枢性の抗けいれん作用と筋弛緩作用がある。投与により脳のドーパミンとセロトニンが増加し，ノルエピネフリンの取り込みを抑制しMAO-Bを可逆的に阻害する。カバラクトンは非オピエート経路を介して抗侵害刺激作用を高め，鎮痛作用をあらわす。カバラクトンにはCOX阻害による抗血栓作用も報告されている。またカバの脂溶性成分は自発運動と運動制御を抑制し，脳内でGABA-Aの作用を増強する。

[臨床]

不安障害に対し10ほどの二重盲検試験が行なわれ，カバの効果がプラセボに対し有意に優れていること，あるいは通常の抗不安剤の効果と差がないことが報告されている。コクラン共同計画も「カバは不安障害に対しプラセボよりも有効のようである」と報告している。

[注意]

妊娠中，授乳中，内因性うつ病の患者には禁忌。長期連用すると皮膚，髪，爪などが一時的に黄色くなることがある。そのような場合は使用を中止する。

中枢性の薬剤（アルコール，バルビツール剤，その他の向精神薬など）の作用を増強する可能性がある。

医師の指示無く3ヵ月以上連用しないこと。機械操作や運転における運動反射や判断に影響を与えることがある。

[備考]

カバは世界でいま最も注目を集めている生薬のひとつである。というのは，前述のように明瞭な臨床効果がある反面，重篤な副作用があるのではないかと疑われているからである。

カバを継続服用して重度の肝障害を起こしたとされる例が世界で数十例，うち肝不全から肝移植に至った例が10例を超え，2001年末から世界の各国は販売を禁止したり（フランス，カナダなど），製品の自主回収を命じたり

（イギリス，オーストラリアなど）の措置をとった。米国は消費者と医療専門家に向けて警報を発し，日本は行政内部で注意を喚起する通知を出した（日本では市販されていないため）。

詳細に検討すると大部分の副作用症例において情報が不充分で，カバとの因果関係が必ずしも明らかではないらしいし，この10年間に欧州で販売された量（2億5000万回の服用分）と比較すると頻度は極めて低い。イギリスのウェールズ州は一度禁止にしたが，後に撤回し，WHOもカバの禁止を再度見直すことを決定した。とはいえ，服用に際しては上記のことを意識におくべきである。

4) セントジョンズワート (St. John's Wort)

［基原］

Hypericum perforatum L.（オトギリソウ科セイヨウオトギリソウ）の地上部。ローマ時代から病気や邪悪なものを遠ざける力があると信じられ，感染症やうつ，不安，不眠などに用いられてきた。聖ヨハネの祭日（6月24日）頃に花が満開になるので聖ヨハネの植物という名がついたとされる。

［用途］

気持ちの落ち込みによる不眠に用いられる。

［各国の扱い］

日本と米国ではサプリメントだがドイツは医薬品として承認し，うつ病に対しては現代薬よりセントジョンズワートのほうを繁用している。コミッションEモノグラフの適応症は「内用剤として：自律神経系の障害，うつ状態，不安，精神不穏に。油性製剤は消化不良に。外用剤として：油性製剤は打撲傷，筋肉痛，第1度火傷に」。

［薬理］

緩和な抗うつ作用，鎮静作用，抗不安作用がある。主な活性成分はフラボンやフラボノールの誘導体，キサントン，ヒペリシン，ハイパーフォリンなど。ヒペリシンはかつてMAO阻害活性があると考えられたが現在ではそれ

は否定されている。ハイパーフォリンはセロトニン，ノルエピネフリン，ドーパミンの再取り込みを阻害し，皮質のベータアドレナリン受容体とセロトニン受容体を下方制御する。アドレナリン神経伝達系だけでなくメラトニンの内分泌系も抗うつ作用に関与している。セントジョンズワートの抗うつ作用はこれらいくつもの作用機序の総和として現われると考えられている。油性製剤は抗炎症作用がありこれはフラボノイドによる。またハイパーフォリンには抗菌作用がある。

[臨床]

30ほどの二重盲検試験が行なわれており，軽度から中等度のうつ病への効果が確認されている。しかもプロザックやイミプラミンなどの抗うつ剤と有効性に統計的に差が無く，副作用が少ないという結果も得られている。だが最近行なわれた重度のうつ病に対する二重盲検試験では有効性が示せなかった。コクラン共同計画は「セントジョンズワートは軽症からやや重度のうつ病に対しプラセボより有効だという根拠がある。他の抗うつ薬と同程度に有効であるというには根拠が足りない」としている。

[注意]

通常の使用をする限り認めるべき副作用は報告されていない。タンニン分が含まれるので胃部不快感を引き起こすことがある。野生のセントジョンズワートを大量に食べた家畜が光過敏症になることがあり，したがって皮膚の敏感な人は直射日光に注意すべきである。

セントジョンズワートは薬物代謝酵素であるチトクロームP450（特にサブタイプのCYP3A4とCYP1A2）を誘導し，多くの薬剤の代謝に影響を及ぼす。例えばインジナビル，ジゴキシン，シクロスポリン，テオフィリン，ワーファリン，経口避妊薬などと併用すると，それらの薬剤の代謝を促進し効果が減少すると考えられる。したがって他の薬剤との併用には充分な注意を払うべきである。

5）ジンセン（Ginseng）

[基原]

Panax ginseng C.A.Meyer（ウコギ科オタネニンジン）の根。わが国では薬用人参，朝鮮人参，高麗人参などと呼ばれ，古くから滋養強壮，抗ストレスに用いられてきた。調製法の違いによって紅参あるいは白参と呼ばれることもある。アジアの国々ばかりでなく欧米でもその薬効はよく知られており，最も古い，最もよく研究された薬用植物のひとつである。

[用途]

心身の疲労やストレスによる不眠に用いられる。

[各国の扱い]

ジンセンは日本では医薬品にもサプリメントにも使われている。米国ではサプリメント，ドイツは医薬品として承認。コミッションEモノグラフの適応症は「疲労衰弱，仕事の能率や集中力の衰え，病後回復期の強壮剤」。

[薬理]

主要な活性成分はステロイドサポニンであるジンセノサイド群とされている。ジンセンには30種以上のジンセノサイドが含まれそれぞれが多様な薬理作用を発揮する。抗腫瘍作用，抗酸化作用，抗血小板作用，抗ウィルス作用，アルコール代謝促進作用，抗高脂血症作用，心臓への作用，抗高血糖作用，抗ストレス作用，抗疲労作用などが報告されている。

中枢神経系に関係する研究としては次のようなものがある。ジンセンは自発運動を抑制しない用量で著しく攻撃性を抑制する。アンフェタミンによる活動性亢進を増強するが集団飼育時のストレス亢進を抑制する。ジンセンはペントバルビタールによる睡眠や自発運動に影響しない。抗侵害刺激作用がある。ハロペリドールによるカタレプシーを増強するが5-HTPとL-DOPAの作用を緩和する。フェノバルビタールとジアゼパムによる抗けいれん作用を増強する。

ジンセノサイドRg2とRg3はニコチン性アセチルコリンレセプターとGABAレセプターをブロックし，アセチルコリン刺激によるカテコールアミ

ンの分泌を抑制する。またジンセノサイド以外の成分がニコチン性アセチルコリンレセプターに結合しニコチン様作用を高める。この例のように多様な成分が多方向に作用するため複合的にアダプトゲン（環境適応促進剤）としての効果を現わすと説明されている。

［臨床］

20 ほどのプラセボ対照二重盲検試験が様々な適応症について行なわれているが，有効とする報告と無効とするものが相半ばしており，一定の結果は得られていない。

睡眠障害への薬効評価を主目的とした試験は行なわれていない。関連のあるものとしては，QOL（生活の質）の改善を検討した二重盲検試験が 10 ほどあり，おおむね有意な改善を報告している。しかし若い健常人への心理的な作用を検討した二重盲検試験では，影響はまったくみられなかった。

［注意］

中枢興奮作用が現われ不眠になることがあるので午前中に服用するのがよい。長期連用，高用量の使用やカフェインとの併用によって血圧上昇がみられることがある。東洋医学においても，体力の充実した人へのジンセンの投与は注意することとされている。

アメリカニンジン，田七人参，竹節人参は上に述べたジンセンと同じウコギ科 Panax 属の植物で種が異なる。シベリアニンジンはウコギ科 Eleutherococcus（Acanthopanax）属の植物。それぞれ少しずつ薬効は異なる。不眠に用いることがあるがジンセン同様に午前中の服用が奨められる。

6）カモミール（Chamomile）

［基原］

Matricaria recutita L.（キク科カミツレ）の頭花。ジャーマンカモミールとも呼ばれる。神経障害，消化器疾患，鼻・のどの炎症，月経障害などに，古くからお茶として，あるいは浴槽に入れるなどして用いられてきた。

［用途］

不眠。多くはハーブティーとして用いる。

［各国の扱い］

日本と米国ではサプリメントだがドイツは医薬品として承認。コミッションEモノグラフの適応症は「外用剤として：皮膚，粘膜，口腔，肛門，性器部の炎症や感染。内用剤として：消化管のれん縮，炎症」。

不眠や鎮静などの用途では承認されていないことは着目すべきであろう。

［薬理］

消化管への作用，抗炎症作用，抗酸化作用，抗腫瘍作用，抗れん縮作用，創傷治癒促進作用，消臭作用，抗菌作用，皮膚の代謝促進作用など様々な作用が報告されている。

不眠に関わりそうな作用としては，フラボノイドのアピゲニンは中枢のベンゾジアゼピンレセプターに結合し抗不安作用と緩和な鎮静作用を示す。

［臨床］

消化器系疾患，抗炎症，創傷治癒などの二重盲検試験はあるが，不眠を対象とした二重盲検試験は報告されていない。

［注意］

キク科の植物にアレルギー反応を示す人，花粉症の人には過敏反応を引き起こすことがあり注意すべきである。

水酸化クマリンを含有するためワーファリンとの併用には注意すべきである。ベンゾジアゼピンやアルコールとの併用も避けるべきである。

名前の似たローマンカモミール（*Chamaemelum nobile*）はコミッションEの再承認が得られなかった。

7）パッションフラワー（Passion Flower）

［基原］

Passiflora incarnate L.（トケイソウ科チャボトケイソウ）の地上部。アメリカ大陸が原産でアステカ文明の頃から鎮静，不眠などに用いられてきた。

スペイン人によって花の美しさと薬効が欧州に伝えられ広まった。花の形状がキリストの受難（パッション）を連想させるのでその名がついたという。

［用途］

不眠。

［各国の扱い］

日本と米国ではサプリメントだがドイツは医薬品として承認。コミッションEモノグラフの適応症は「精神的な不穏状態」。

［薬理］

パッションフラワーのエキスはマウスの活動性を抑制し，水アルコールエキスは抗不安作用を示す。フラボノイドのクリシンは中枢のベンゾジアゼピンのレセプターに結合し，マウスで筋弛緩作用を示すことなく顕著な抗不安作用を示す。グリコシドには血圧降下作用があり呼吸を促進する。

［臨床］

パッションフラワーは他の生薬と配合して用いられるため，単味生薬での臨床試験データは少ない。単味生薬としては，全般性不安障害に対しオキサゼパムと差のない有効性を示したという二重盲検試験がある。またクロニジンによる麻薬からの離脱療法においてパッションフラワーの併用が有用であるという二重盲検データもあり，中枢性の作用があることは確かなようである。バレリアンなど他の生薬との配合で不安を伴う適応障害に対する二重盲検試験を行ない，プラセボより優れていたとするデータもある。

［注意］

通常の用法用量において，特に注意すべきことは認められていない。

8）ホップ（Hops）

［基原］

Humulus lupulus L.（クワ科ホップ）の球果。歴史的に欧州で健胃剤として，また不眠症にはお茶としてのんだり乾燥ホップを枕に詰めるなどして用いられてきた。

[用途]

不眠。

[各国の扱い]

日本や米国ではサプリメントだがドイツは医薬品として承認。コミッションEモノグラフの適応症は「不穏状態，不安，睡眠障害などの気分障害」。

[薬理]

周知のように中世から欧州で苦味成分としてビール醸造に用いられてきた。ホップの精油成分であるフムレンなどには鎮静作用と催眠作用があり，苦味成分であるルパマリン酸には胃液の分泌促進作用がある。

[臨床]

ホップ単独での二重盲検試験データはなく，バレリアンとの併用で効果があったという報告がある。

[注意]

ビール醸造でホップ粉に接する機会の多い労働者には過敏症がみられることがある。

ビールをのめばホップが摂取できるが同時にアルコールが安眠を妨げるので勧められない。

9）レモンバーム（Lemon Balm）

[基原]

Melissa officinalis L.（シソ科メリッサ）の葉。コウスイハッカ，セイヨウヤマハッカとも呼ばれる。

[用途]

不眠。

[各国の扱い]

日本と米国ではサプリメントだがドイツは医薬品として承認。コミッションEモノグラフの適応症は「精神的な睡眠障害。機能性の消化器疾患」。

古くから鼻やのどの炎症，頭痛，発熱，インフルエンザ，歯痛，鼓腸，発

汗促進，鎮静，不眠などに用いられた。レモンに似た香味を好んで食用のスパイスとしても用いられる。

［薬理］

多彩な作用が報告されているが大部分は不眠との直接的な関連は薄い。ガスの排出作用，抗れん縮作用，抗菌作用，抗ウィルス作用，抗酸化作用，抗ホルモン作用，鎮痛作用，抗潰瘍作用，抗腫瘍作用などがある。

不眠との関連が考えられる作用としては緩和な鎮静作用が認められている。マウスで抗ストレス作用を示しペントバルビタールによる睡眠時間を延長した。ラットで抗不安作用を示さなかった。アセチルコリンレセプターに結合しコリン作動性神経を活性化した。

［臨床］

不眠症に対する二重盲検試験は行なわれていない。アルツハイマー病や重度の痴呆症患者に対し，認知機能や動揺を改善したという二重盲検試験がいくつかある。若い健常人の気分，記憶，集中力をプラセボより有意に改善したとする報告もある。

［注意］

通常の使用をする限り特に注意点は見当たらない。

10）その他のサプリメント

サプリメントとしては上記の他に次のようなものが用いられる。

①ビタミンB群（Vitamin B）

近頃では一昔前のようにはっきりしたビタミン欠乏症が現われることは少ないが，必要とされるビタミンを毎日の食事でまんべんなく摂取することは決して容易なことではない。食材自体のビタミン，ミネラル含量が20，30年前に比較するとかなり低下しており，食生活の偏りがそれに輪をかけている。その結果潜在的なビタミン不足を生じ心身に不調を来している人は少なくないと思われる。

ビタミンB群は生体の様々な働きに深く関与しているので，その不足の影

響は多方面に現われる。精神神経系に対しては自律神経系や脳機能の失調を引き起こし，その結果睡眠に悪影響を与えていることがある。ビタミン B_1, B_6, B_{12}, ナイアシン，パントテン酸などの服用は，ビタミン不足によるそれらの症状を改善し，安眠を促進する。

ビタミンB群は人によっては気分を高揚させるので朝のうちに服用すべきである。

②カルシウムとマグネシウム（Calcium, Magnesium）

カルシウムもマグネシウムも神経の興奮を鎮め精神を安定させる作用がある。不足すると神経過敏，情緒不安定，不眠とともに，筋肉のけいれんや硬直などをもたらすことがある。

日本人の平均カルシウム摂取量は一日所要量を大きく下回っている。カルシウムとマグネシウムを補うことで神経が休まり安眠を促進する効果がある。

③5-HTP（5-ヒドロキシトリプトファン）

5-HTPは日本では未承認医薬品という扱いを受ける。5-HTPは体内で代謝されてセロトニンに変わる。セロトニンは松果腺で2段階を経てメラトニンになる。このため5-HTPはうつ状態を改善し睡眠効果もあるとされている。

高用量の5-HTPは末梢でセロトニンに変わり，セロトニン過剰による副作用（悪心，嘔吐，食欲不振，下痢，呼吸困難，瞳孔拡大，過敏反射，筋運動の失調，かすみ目など）を招く。欧州では5-HTPを投与するときは末梢でのセロトニンへの転換を阻害するカルビドパと必ず併用することとされている。以上から，5-HTPをサプリメントとして服用することは慎重に行なうべきである。

11）アロマセラピー

アロマセラピー（芳香療法）とは，植物から精製した芳香性・揮発性の精

油（エッセンシャルオイル）を吸入，沐浴，マッサージなどの方法によって用いる自然療法，植物療法の一種である。

アロマセラピーの作用機序は次のように考えられている。精油は揮発して鼻から吸入され鼻腔の嗅覚細胞を刺激し，その刺激が視床下部に伝播して自律神経の反応を引き起こす。また肺や皮膚から吸収されて血中に入り全身をめぐる。

実際の精油の用い方は様々だが，少量の精油を溶媒となる植物油（キャリアオイルという）に溶かし，加熱して室内に揮散させたり，マッサージして肌にすり込んだり，あるいは精油を直接浴槽に2, 3滴たらしたりする。アロマセラピーはわが国でも美容を兼ねたおしゃれなリラックス法として若い女性を中心に知られつつある。

①ラベンダー（Lavender）
［基原］
Lavandula angustifolia Miller（シソ科シンセイラベンダー）の花。欧州で昔からその香りが喜ばれ香料として用いられた。
［用途］
鎮静作用があり不眠に用いられる。多くは精製した精油をアロマセラピーとして用いるが，エキスをサプリメントとして内服することもある。
［各国の扱い］
アロマセラピーを医療の一部に取り入れる国は多い。日本では医療というよりリラクゼーションとして受け入れられており，精油は医薬品でなく雑貨という扱いである。
［薬理］
薬理実験では鎮静作用，抗鼓腸作用がある。
［臨床］
次のような二重盲検試験ないし無作為化試験のデータがある。軽度から中等度のうつ病患者においてイミプラミンにラベンダーエキス内服を併用する

と有意に効果を高めた。円形脱毛症に精油を入れたオイルをマッサージして有効。放射線療法を受ける患者の不安に対し精油の吸入を行なったが無効。分娩後の会陰の痛みに精油を添加して沐浴したが無効。足浴に精油を添加し自律神経系のバランスがリラックスの方向に動いた。

②ローズマリー（Rosemary）
［基原］
Rosmarinus officinalis L.（シソ科マンネンロウ）の葉。
［用途］
神経を興奮・覚醒させ集中力・記憶力を高める作用があるとされている。主にアロマセラピーとして用いる。
［薬理］
薬理実験では抗れん縮，利胆，肝庇護，強心，抗腫瘍作用などがある。
［臨床］
次のような無作為化試験がある。ラベンダーとローズマリーのアロマセラピーの効果を比較した。ラベンダー群はベータ波が増加し眠気が増し，うつ気分が少なく，計算力が早く正確になった。ローズマリー群は前頭部のアルファ波とベータ波が減少し注意力が高まり，不安スコアが低下し，計算は早くなったが正確さは増さなかった。
［注意］
単独では不眠に用いることは少ない。用いる場合は朝のうちに用いる。他のハーブと配合されることが多い。ローズマリーに頻繁に接する人に喘息や皮膚炎を起こすことがある。血流と内分泌を刺激することがあるので妊娠中は使用を控える。

3. その他のサプリメント

1）その他の睡眠障害のサプリメント

不眠症以外の睡眠障害については，あまり例示できるものがない。サプリメントが普及している米国でも，不眠症以外の睡眠障害に対して用いられているサプリメントを見出すことは難しい。

むずむず脚症候群にカルシウムやマグネシウムを勧めることがある。カルシウムやマグネシウムの神経や筋運動に対する作用を考えれば，奏効する例があろうことは想像に難くない。

いびきに対するサプリメントはいくつか米国で市販されているが，代表的なひとつが2003年春FTC（米連邦取引委員会）から「効能表示を裏付ける科学的根拠がない。治療効果があると消費者に誤認させ適切な治療を受ける機会をそこなう恐れがある」として告発された。効果を裏付けるデータが乏しいのは他も大同小異である。

閉塞性の睡眠時無呼吸症候群については，体重を減少させることが症状の改善につながる。ダイエット効果を期待させるサプリメントは市場にたくさんあり，社会一般の関心も高いところである。だが根拠のしっかりしたものは意外に少ない。そこでダイエットに用いられるサプリメントについて次項で簡単に触れる。

2）ダイエットのサプリメント

①アミノ酸（Amino acids）

タンパク質を摂取すると構成単位であるアミノ酸に分解されて体内に吸収され，それらがわれわれの体内で様々な働きをしている。かねて米国ではボディービルダーや運動選手などによって筋肉の増強やトレーニングからの回復促進を目的として複合アミノ酸の服用が行なわれてきた。近年日本では特にリジン，プロリン，アラニン，アルギニンなどの持つ脂肪分解促進作用に

注目し，有酸素運動と組み合わせると体脂肪を燃焼しダイエット効果があるとして取り上げられている。

　アミノ酸にそのような生理学的な作用があることは間違いないが，しかし健常人を対象としてその体重減少に効果があったとする二重盲検データは見当たらない。

　②キトサン（Chitosan）
　キトサンはカニやエビなど甲殻類の殻を処理して得られる動物性の食物繊維である。免疫賦活・抗がん作用，血圧低下作用，血清脂質低下作用など多彩な薬理作用が報告されている。消化管内で胆汁酸や様々な物質と結合して吸収を阻害し排泄を促すため，コレステロールの排泄促進作用，重金属や老廃物の解毒作用があるとされる。市場では「食事の後に服用するだけで苦労せずダイエットできる」などと謳われている。

　臨床では，血清脂質低下作用については有効性を示す二重盲検データが報告されているが，体重減少効果を裏付ける報告はまだ乏しい。しかし2002年ポーランドにおいて食事療法，運動療法とキトサンの併用効果をみる二重盲検試験が行なわれ，プラセボより有意に体重減少を促したとする結果が報告された。

　③ガルシニア（Garcinia cambogia）
　Garcinia cambogia Desr.（オトギリソウ科ガルシニアカンボジア）の果皮。活性成分である水酸化クエン酸が糖質から脂肪酸の合成を抑制しグリコーゲンの合成を促進する。血糖値が安定化するため空腹感なくダイエットできると説明されている。

　動物では体重減少効果はじめ多くの薬理作用が認められているが，しかし米国で行なわれた肥満に対する食事指導と併用した二重盲検試験では，体重減少，体脂肪減少ともにプラセボと有意差がなかった。

④ギムネマ（Gymnema sylvestre）

Gymnema sylvestre R.Br.（ガガイモ科ギムネマシルベスタ）の葉。ギムネマの葉を噛むと一時的に糖の甘みを感じなくなる。活性成分はギムネマ酸で腸管における糖の吸収を阻害する。

2型糖尿病の患者が抗糖尿病薬とギムネマを併用し，抗糖尿病薬を減量できたという臨床報告があるが，体重減少についての二重盲検試験は見当たらない。

⑤カプサイシン（Capsaicin）

Capsicum annuum L.（ナス科トウガラシ）などトウガラシ属の植物から得られる辛味成分。鎮痛，抗菌などの作用もあるが，交感神経を刺激してアドレナリンの分泌を促し，体脂肪の燃焼を促進する。体温は高まり血行が促進する。また食欲を抑制するのでダイエットによいとされている。しかし体重減少についての二重盲検試験は見当たらない。

⑥雪茶

Thamnolia vermicularis（Ach.） Asahina（ムシゴケ科ムシゴケ）の全体。茶ではなく地衣類（コケの一種）である。強い脂肪分解作用があるとマスコミが取り上げわが国でブームになった。まだ研究データは極めて乏しく英語圏ではほとんど知られていない。臨床試験の報告は見当たらない。大量に連用して肝機能に障害をきたした例が報告された。

⑦バナバ（Banaba）

Lagerstroemia speciosa Pars.（ミソハギ科オオバナサルスベリ）の葉。グルコースの細胞への取り込みを促進し血糖低下効果を現わす。活性成分はコロソリン酸でインスリン様の作用がある。

血糖低下作用については動物実験でも臨床試験でも確認されているが，体重減少効果についてのデータは見当たらない。

⑧共役リノール酸(異性化リノール酸,CLA, Conjugated linoleic acid)

共役リノール酸はリノール酸の異性体のグループで動物性食品などに含まれる。CLAまたはトナリンとも呼ばれる。抗がん,抗動脈硬化,抗糖尿などの作用があり,体脂肪を減少させ除脂肪体重(脂肪分以外の体重)を増加させると期待されている。

健常人,肥満,2型糖尿病などを対象にして二重盲検試験がいくつか行なわれている。体脂肪や腹部肥満をプラセボより有意に減少させるが,体重については差がないとする報告が大部分である。

⑨L-カルニチン(L-carnitine)

L-カルニチンはアミノ酸の一種で体中の細胞に存在する。長鎖脂肪酸をミトコンドリア内に搬送し,エネルギー源であるATP合成に供する。トリグリセリドを低下させHDLコレステロールを上昇させるなど脂質代謝に好影響を与え,心臓保護作用があるとされている。規制緩和の結果2002年末からサプリメントとして販売できるようになった。市場では脂肪燃焼を促進するサプリメントと位置づけられている。

脂肪代謝を促進する作用については多くの薬理データがある。体重については肥満動物の減量を促進したというデータはあるがヒトでの臨床試験は乏しい。肥満女性の歩行運動による減量にL-カルニチンを併用した二重盲検試験ではプラセボと有意差が無かった。食事と運動療法にL-カルニチンを併用した別の試験ではプラセボより有意に大きな体重減少をもたらしたが,スタート時点での両群の平均体重にかなりの差があったという。

⑩CoQ10(コエンザイムQ10)

CoQ10は補酵素のひとつでユビキノンまたはユビデカレノンとも呼ばれる。ミトコンドリアにおいて電子伝達とエネルギー産生を助け,抗酸化作用も強い。

わが国では以前からうっ血性心不全の薬として認められており,規制緩和

の結果2001年からサプリメントとしても販売できるようになった。カロリー消費を促進する抗老化サプリメントと説明されている。しかし体重減少効果を支持する二重盲検試験データは見当たらない。

⑪ピルビン酸（Pyruvate）

　ピルビン酸は生物に広く見出される物質で，グルコースのエネルギーへの転換など様々な代謝経路における重要な中間産物である。ピルビン酸は心筋と骨格筋の収縮に影響し，抗酸化作用があり，脂肪の燃焼と基礎代謝の上昇により体重減少作用があるとされている。

　いくつかの二重盲検試験において，プラセボより有意に体重減少を促進したという結果が報告されている。ただし投与量が市販のサプリメントに比べるとかなり多いのが（少ない試験でも1日6g投与）気になるところである。

⑫7-KETO DHEA（7-oxo-DHEA, 3-acetyl-7-oxo-dehydroepiandrosterone）

　7-KETO DHEAは副腎から分泌されるホルモンDHEAの誘導体である。DHEAは体内で男性ホルモンや女性ホルモンに転換されるが7-KETO DHEAはそれらに転換されることはなく，したがって7-KETO DHEAは脂肪燃焼促進，免疫増強，記憶力増強などの効果がある一方でがんのリスクを促進することはないとされる。

　2つの二重盲検試験において7-KETO DHEAはプラセボ対照群に比較して有意に体重を減少させた。甲状腺機能が活発化し基礎エネルギー代謝を高めていることが示唆された。

　以上のように，体重減少のサプリメントは不眠症のそれとはやや状況が違い，効果が臨床的に確認されているものは非常に限られている。ダイエットについてはサプリメントにあまり過大な期待をせず，基本どおり食事管理と運動によって体重減少を目指すことを考えたほうがよさそうである。

　またダイエットをサプリメントに依存することのリスクも承知しておくべ

きであろう。日本では販売できないはずの中国産のダイエット健康食品が多くの日本人に健康被害をもたらしたことは記憶に新しい。それらは塩酸シブトラミンやフェンフルラミンなど，中枢に働いて食欲を抑制する医薬品成分が混入されていた。シブトラミンは副作用として循環器・肝・腎などの機能障害をもたらすことがあり，フェンフルラミンに至っては心臓弁に障害を来たし1997年には米国で販売禁止になった薬剤である。

また米国ではエフェドラが体重減少のサプリメントとして広く販売されている。エフェドラには交感神経刺激作用があり，エネルギー代謝を高め食欲を抑制して体重減少をもたらす。エフェドラは漢方で用いられるマオウ（麻黄）と同じものであるが，漢方ではマオウは作用の強い生薬として知られ，心臓疾患や高血圧の人には慎重に用いるなど，細かな注意事項が伝承され副作用を避ける工夫がなされている。ところが米国ではエフェドラの使用上の注意が充分行き渡らず，高血圧，動悸，心筋梗塞，脳卒中などの副作用例が多数発生してしまった。責任を負うはずのメーカーが副作用報告を怠っていたことも重なり，2003年末，FDAはついにエフェドラ含有サプリメントの販売を禁止した。

このように危険な，あるいは論議のあるサプリメントでさえ，そのつもりになればインターネットなどで容易に入手できてしまう。自分の責任において自分が使いたいものを使える自由は尊重すべきであるが，日本での使用経験の少ないサプリメントを利用する際には，その有効性と安全性についての情報を収集する努力を怠ってはならない。

3) インスリン感受性を高めるサプリメント

睡眠時無呼吸による低酸素血症が慢性的に繰り返されると，体細胞がインスリンに対して抵抗性になり，その結果高インスリン血症から糖尿病へと進展するリスクが高まると言われている。

インスリンの感受性を高め血糖コントロールに寄与するとされているサプリメントを下記にあげる。

①クロミウム（Chromium）

必須希少金属のひとつ。6価クロムは有毒だが食品（穀物，スパイス，肉類，酵母）などに含まれるのは3価クロム。インスリンの感受性を増強し，高血糖を低下させ，コレステロールを低下させる。

臨床試験のメタアナリシスによれば体重減少効果はさほど大きくないらしい。肥満女性の食事療法，運動療法にクロミウムを併用しプラセボより有意に体脂肪を減少させた。減量後の体重増加を抑制する効果はなかった。高血糖患者の血糖値を低下させる。

②グリスリン（Grislin）

Grifola frondosa（Dicks.: Fr.）S.F.Gray（サルノコシカケ科マイタケ）から得られる糖タンパク質。糖尿・肥満モデル動物のインスリン感受性を改善し，高血糖，高血圧，高脂血症を低下させる。

臨床試験はまだ乏しいが，2型糖尿病の患者において糖尿病薬と相加的に血糖低下作用をあらわす。

4. 不眠症と食品

不眠症には温かいミルクを就寝前にのむのがよいと言われる。また寝酒やナイトキャップと称してアルコールを摂ることも一般に広く行なわれているが，これらは本当に不眠症によいのだろうか。本節では睡眠と食品の関係について述べる。

1）不眠症によい食品
①トリプトファン

必須アミノ酸のひとつであるトリプトファンは体内に吸収されると脳に運ばれ，代謝されてセロトニンに変わる。セロトニンは鎮痛作用，鎮静作用があり，松果腺でさらに代謝されてメラトニンになるので催眠効果がある。し

たがってトリプトファンを多く含む食品を摂るのは安眠のためによい。

トリプトファンはミルク，チーズ，卵黄，バナナ，ナッツ類などのタンパク質の豊富な食品に含まれる。ミルクはトリプトファンだけでなくカルシウムも豊富に含むので，就寝前のカップ1杯の温かいミルクはよい鎮静効果が期待できる。熟成したチーズには安眠を妨げるチラミンが含まれるので，熟成させないカッテージチーズがよい。

精製されていない全粒粉のパンや全粒穀物などの炭水化物とともに摂取するとトリプトファンの吸収がよくなる。

②ビタミンB群

ビタミンB群は炭水化物のエネルギー代謝に重要なだけでなく，神経系の働きを助け精神を安定化させる作用がある。

ビタミンB群を多く含む食品は下記の通り。ビタミンB_1：小麦胚芽，ヒマワリの種，ゴマ，マイタケ，豚肉など。ビタミンB_6：ニンニク，パセリ，小麦胚芽，ヒマワリの種など。ビタミンB_{12}：アマノリ，カタクチイワシ，アサリ，シジミ，赤貝など。ナイアシン：マイタケ，タラコ，カツオ，ピーナツなど。

③レタス

レタスの睡眠作用は欧米では古くから知られている。茎を切ったときに出る乳のような白い液体はラクチュカリウムと呼ばれ，1900年前後の英米の薬局方には鎮静・鎮痛剤として掲載され，アヘンの代用品として用いられていた。活性成分はセスキテルペンのラクトンであるラクチュシン酸やラクチュコピクリンなど。葉よりも茎に多く含まれるのでジュースにすれば摂りやすい。

2）避けたほうがよい食品

眠気を追い払うためにコーヒーをのむことは世界中で広く行なわれており，

カフェインに覚醒作用があることはよく知られているが，その他にも安眠のためには避けたほうがよい食品群がある。次に記すようなものは神経を刺激し安眠を妨げるので，できるだけ避けるべきであろう。

①カフェイン
　カフェインは中枢神経系を刺激して活動性を高め，精神に高揚感を与え意識を覚醒させる。また利尿効果があり就寝前に摂取すると夜間に尿意を催すことにもなるので，安眠のためには原則として避けるべきである。カフェインに対する感受性には個人差が大きく，夜だけ避ければよい人もあれば完全にカフェインを絶ったほうがよい人もある。
　カフェインを含むものはコーヒーや紅茶，緑茶だけではない。チョコレート，コーラなどのソフトドリンク，疲労回復のドリンク剤にはかなりのカフェインが含まれる。風邪薬，ダイエット食品，鎮痛剤にもカフェインが含有されていることがある。

②タバコ
　タバコに含まれるニコチンは，体内に吸収されると速やかに神経系のニコチン性アセチルコリン受容体に結合し，中枢および末梢神経に複雑な作用を現わす。神経を興奮させ適度な覚醒感や集中感をもたらしたり，逆に過度の緊張を抑制しリラックスさせるので，それが快感となり喫煙が習慣化し依存性を形成しやすい。
　ニコチンへの依存性は安眠を妨げる。就寝前の最後の喫煙の後，血中のニコチンレベルは急速に低下し，禁断症状が現われる。神経が不穏になり睡眠は浅くなり早朝に目覚めてしまう。ヘビースモーカーの場合には睡眠の初期ステージで覚醒してしまうこともある。

③アルコール
　一般にアルコールは眠りを誘うと信じられており，寝酒が習慣になってい

る人も少なくない。確かにアルコールは吸収されると脳に達し，脳幹網様体を抑制するので神経の緊張は解かれ，入眠しやすくなる。しかしアルコールの代謝産物であるアセトアルデヒドの血中濃度が高まるとアドレナリンの放出を促して神経が不穏になり，レムの深い睡眠の時間は短くなる。また寝汗をかいたり利尿作用により尿意を催すなど，安眠が妨げられ早朝覚醒を促す。

さらに飲酒が習慣になると耐性が生じ，より多量にのまないと入眠しにくくなる。進行してアルコール依存症になると不眠の程度がさらにひどくなり，深い睡眠にはほとんど入れず夜中に何度も目を覚ます中途覚醒が多くなる。したがってアルコールは不眠症の対策には不適である。少なくとも就寝の2－3時間前はアルコールをのむべきでない。

④チラミン

チラミンはアミノ酸のチロシンが代謝されてできるモノアミンで，ノルアドレナリンの遊離を促進し交感神経を刺激する。チラミンは熟成したチーズ（チェダー，カマンベール，ブルー，パルメザン，モッツァレラ，ゴーダチーズなど），赤ワイン，ビール，鶏のレバー，チョコレート，ニシンの酢漬け，ナス，ホウレンソウ，トマトなどに含まれるので，不眠の人はこれらの食品を夕食に摂るのは控えたほうがよいかもしれない。

3）就寝前の食事

就寝前に過食すると消化器系に負担がかかり安眠が妨げられる。しかし空腹のまま就寝すると血糖値を維持するため副腎からアドレナリンが分泌され神経を興奮させるので，それも好ましくない。

空腹を抑えるためクッキーやケーキのような精製された糖分を就寝前に摂ると，血糖値は急上昇した後低下する。この血糖低下がアドレナリン分泌の引き金となるので逆効果となる。全粒粉のパンなどのような精製されていない炭水化物は睡眠中も血糖値を適度な水準に保つことができ，同時にトリプトファンの吸収をよくして脳内セロトニンの濃度を高めるので安眠のために

よい。

　以上述べてきたように，サプリメントや食品の中のあるものは睡眠を促したり逆に妨げたりする。睡眠障害の治療においては医薬品のみにこだわらず，サプリメントや食品の活用も考慮するのが賢明だろう。

《文献》

1) Blumenthal M, et al.: The Complete German Commission E Monographs, Therapeutic Guide to Herbal Medicines. Austin, TX: American Botanical Council, 1998.
2) 花輪壽彦：漢方診療のレッスン．金原出版株式会社，1995, 東京．
3) 橋詰直孝監修，堀美智子編集：薬剤師と栄養士連携のためのサプリメントの基礎知識．（株）薬事日報社，2002, 東京．
4) National Library of Medicine. PubMed.
   http://www.ncbi.nlm.nih.gov/entrez/query.fcgi
   March 5, 2004.
5) （財）日本健康・栄養食品協会編集：特定保健用食品の開発・申請マニュアル．出版　同，2001, 東京．
6) （財）日本健康・栄養食品協会編集：厚生労働省許可　特定保健用食品（2003年版）［トクホ］ごあんない．出版　同，2003, 東京．
7) PDR for Herbal Medicines, Second Edition. Montvale, NJ: Medical Economics Company, Inc., 2000.
8) PDR for Nutritional Supplements, First Edition. Montvale, NJ: Medical Economics Company, Inc., 2001.
9) The Cochrane Collaboration.　http://www.cochrane.org/index0.htm
   March 5, 2004.

付　録

●睡眠障害の種類と治療

これまでの記述と重複する部分も多いが，以下では漢方ということにこだわらず，睡眠障害の種類とその治療法について述べてみたい。

1. 加齢による睡眠の変化

加齢とともに，人の睡眠の内容は変化してくる。このような変化は，睡眠に関係しているモノアミン神経伝達物質の加齢変化と，メラトニンの減少によるものと考えられている。

メラトニンは正常な睡眠周期を調節しているホルモンである。老人になると多相性の睡眠となり，ノンレム睡眠（第3と第4段階の深い眠り）が減少してくる。

さらに老人では深部体温の概日リズムの変化とともに，睡眠-覚醒リズムの変化が起こり，睡眠-覚醒リズムの位相も前進し，早寝，早起きになる。

老人では睡眠が断片化する（こま切れになる）ことが最も著しい特徴である。

スタンフォード大学での研究によると，老人では数秒間続く短時間の目覚めが起こっているが，本人は目覚めたことにまったく気づいていない。この短い覚醒の脳波は時々刻々の変化を追跡しないとわからない。24人の健康な老人で観察したところ，一晩のうちに50回から350回（平均160回）の短い覚醒が起こっており，別の研究では平均76回の短い覚醒が起こっていることがわかった。しかし本人はそのことに気づいていないで，その結果として昼間の眠気が起こりやすいことが理解できるという[1]。

久留米大学で70歳以上の在宅老人93名を対象として面接調査および睡眠日誌を記載してもらった。睡眠障害を自覚している者の頻度は全体の47.3%で睡眠薬を服用する者の頻度は17.2%であった。

型別では中途覚醒が最も多く，熟眠障害，入眠障害，早朝覚醒がそれに続

いて多い。

2. 睡眠障害は老人でなぜ増えるか

高齢者に睡眠障害（略して不眠症と呼ぶ）が多い理由については，次のような点が考えられる。

1）加齢変化が老人では起こるが，特に注目されるのは深い眠り（徐波睡眠）の消失，中途覚醒時間の増加，夜間の睡眠時間の短縮であり，このような加齢による眠りの変化を深刻に受けとる人がある。

2）身体疾患（痛み，かゆみ，咳，夜間頻尿，睡眠時無呼吸症候群，睡眠時ミオクローヌスなど）や不安や抑うつが不眠の原因となる。

つまり加齢と関係した不眠症の他に，呼吸障害，関節の痛み，その他種々の身体疾患のために不眠症が起こる。したがって老人の不眠症を診断するためには，全身状態について調べることが必要である。不安や抑うつがあって不眠が起こることがある。不安や抑うつに対して過小評価することがある。

3）アルコール，カフェイン，ニコチンは一般に眠りをさまたげる。敏感な人では朝のコーヒーをのんでもカフェインの興奮作用が続くことがある。

喫煙者の眠りは非喫煙者の眠りよりも浅い。人によっては夕食時の少量のアルコールでも夜半に覚醒作用を起こすことがある。アルコールははじめ鎮静，催眠作用を起こし，入眠しやすくなるが，アルコールの代謝は非常にはやいので数時間後にはかえって覚醒が起こることがある。

数多くの薬物が夜間の眠りを中断する作用を及ぼすので，そのために昼間の眠気が起こることがある。例えばベーター遮断薬，リタリンのような中枢興奮薬，点鼻薬，ホルモン，喘息や不整脈の治療薬などがある。

3. 不眠患者への問診

1）一般的な問診の仕方

就床時間，消灯時間，入眠にかかる時間（15-20分以内であればふつうと考えてよい），目覚めの時間，起床する時間，一夜の眠りのうち目覚める回数

表1 老人における不眠の原因

- 騒音（同衾者，外から起こるもの）独居，病人との同居
- 嗜好品，薬物の使用によるもの
  アルコール，煙草，コーヒー，お茶
  使用中の薬品
- 心理的なもの
  不安，緊張，抑うつ，悲嘆，種々のストレス
- 身体的なもの
  痛み，かゆみ，頻尿，呼吸障害（睡眠時無呼吸）
  筋肉の痙攣，手足の冷え

とその持続時間，原因があればそれをあげる．昼寝の回数と時間，主観的な眠りの質の評価，生活習慣，服用している薬物，カフェイン，煙草，アルコールの使用についてきく．

2）医学的なチェック

全身の医学的なチェック，精神医学的な検査は必要である．内分泌機能（甲状腺機能には特に注意），呼吸器（喘息，閉塞性睡眠時無呼吸），循環器，消化器，筋骨格（痛み，関節炎），神経系（パーキンソン病に注意），泌尿器（前立腺肥大），皮膚疾患（かゆみ），精神機能（抑うつ，不安や痴呆）に注意して検査を進める．

3）極端な眠気のある場合

眠気が起こる時間帯とその持続時間，頻度（毎日あるいは週に1回など），程度，作業中，運転中その他いろいろな場面での眠気，いびきがあればその程度（閉塞性無呼吸を疑う），突如として起こる脱力（ナルコレプシー），レストレスレッグ，その他四肢の動きについてきく．

4）不眠の症状に対する問診

不眠の型，入眠困難，中途覚醒，早朝覚醒，熟睡困難
不眠の持続，一過性（3日以内続く不眠）
短期間不眠（3日から3週間続くもの）
長期不眠（3週間以上続く不眠）

表2　安眠のための指針

- 生活習慣を規則正しくする
- 食事に対して注意をする（バランスのとれた食事）
- 毎日の適当な運動（日光浴もすること）
- ベッドに入ったらすぐ眠る習慣をつける。就床と入眠の条件付け（原則的に眠くなってから床に入る。あまり早くから床につかないようにする）
- 毎日同じ時刻に起床するように習慣をつける
- 昼寝の時間は30分以内にとどめる
- 就寝前のある時間帯はくつろぎの時間にあてる
- ストレス対処法

4. 睡眠時随伴症

1）レム睡眠行動障害（REM sleep Behavior Disorder：RBD）

50歳から60歳以降の男性にみられる。

レム睡眠時に筋緊張の低下が起こらず，複雑な荒々しい，時として暴力的行動が起こる。

その荒々しい行動のために他人に危害を加えたり，自ら重篤な外傷を受けることがある（例えば鏡を破ったりして）。

脳の器質的疾患が原因であることがある。

薬物離脱によるレム睡眠反跳の時期に起こることがある。

治療にはクロナゼパム（リボトリール）0.5 - 2.0mg あるいはカルバマゼピン（テグレトール）200 - 400mg を用いる。

メラトニンの有効性も検討されている。

2）睡眠中に起こる異常な嚥下障害（Sleep-related abnormal swallowing syndrome）

睡眠中に口腔内にたまった唾液を嚥下できないで息が詰まるといった訴えをする。

3）夜間に突発するジストニア（Nocturnal paroxysmal dystonia）

ノンレム睡眠期に起こる四肢のはげしい動きで脳波の異常所見はない。覚

醒によって誘発される。カルバマゼピンによって治療される。

4) 睡眠中に起こる強直性スパズム（Sleep-related tonic spasms）

肛門挙筋の強いスパズムで，肛門のすぐ上の直腸部分で起こり，数秒から30分くらい続く。器質的原因は明らかではない。不安と関連して起こる。痛みは時として昼間も起こる。現在のところ治療法は確立していない。

5) いびき（Primary snoring）

いびきは睡眠時無呼吸症のひとつの特徴であることもあり，また無呼吸がなくても同衾者あるいは隣室に眠っている人にとって厄介な症状である。

6) 悪夢（Nightmares）

①夜間睡眠の中期から後期のレム睡眠期に起こる。

②非常に恐ろしい夢をみて，目覚め，夢を想起することができる。

③ストレスによって起こりやすい。外傷後ストレス障害でよくみられる。若い人に多く老人では少ない。

④ベンゾジアゼピンが用いられることがある。

7) 睡眠中の歯ぎしり（ブラキシズム）（Sleep bruxism）

①浅い睡眠（第1, 第2段階）あるいは覚醒への移行期に起こる。

②咬筋が自動的に動いて，上下の歯がこすりあわされて，ぎいぎいと音をたてる。

③脳波異常は認められない。

④子供で多くみられ，老人では稀である。

8) 夜驚症（night terrors）

①小児に多い。老人ではあまり問題にはならない。

②強い不安が起こり，叫び声をあげて突然覚醒する。

③深いノンレム睡眠中に起こる。

④患者はこの現象をおぼえていない。夜間に起こるパニック発作は患者自身がはっきりとおぼえており，周囲の状況もわかっているので区別がつく。

9) 夢中（睡眠時）遊行症（sleep walking）

①小児に多い。老人では少ない。

②完全な意識がない状態で，自動的な動き（ベッドなどから起きて歩くなど）をする。その間のことを患者は覚えていない。

③深いノンレム睡眠中に起こる。夜の前の1/3に始まる。

④事故が起こらないように予防措置をとる必要がある。

10）その他

律動的な運動障害（いわゆる頭をどしんとぶっつける）（head banging, jactatio capitis nocturnus）は思春期には消失する。眠りはじめにびくっとして目覚める（sleep starts），寝言（sleep talking）は睡眠の第1段階もしくは第2段階に起こる。ひどいのはかなりながく続くが病的な意味はないとされている。

入眠時幻覚（hypnagogic hallucinations）はナルコレプシーで起こるが，入眠時のレム睡眠中に起こる。一般的に治療の必要はない。少量の三環系抗うつ薬に反応する。これらの症状は老人ではあまり問題にならない。

5. 睡眠障害の種類

1）一過性不眠（Transient Insomnias）

一過性不眠は3週間以内続く不眠で種々のストレス状況のもとに起こり，また予期不安，病気や高地に出かけたときに起こる。この種の不眠は半減期の短い睡眠薬の使用によって治療することができる。高地では中枢性無呼吸が起こる可能性があると言われている。しかし数日たてば順応できる。ダイアモックス，短時間作用性の睡眠薬の使用をすすめる意見もある。

2）精神生理性不眠（Psychophysiological Insomnia）

入眠困難と睡眠持続の障害が長く続く。明らかな原因は見当たらず睡眠に関していろいろと訴えが続く。不眠が起こりやすい素因があり，睡眠には入りにくく，また眠りの持続が困難な状態になりやすい。ストレスに対して反応しやすくそれが不眠につながる傾向がある。不眠に対してこだわりが強い。

3）精神疾患に関連した睡眠障害

不安障害，気分障害，統合失調症に関連する不眠症で期間は短くても1ヵ

過眠症が起こるのは，軽症のうつ病，悲嘆，人格障害，解離性障害，身体表現性障害などである。

　4) 物質に起因する睡眠障害（薬物乱用と薬物依存による二次的不眠症）

　薬物治療，中毒，乱用薬物からの離脱によって起こる睡眠時随伴症。

　5) 概日リズム睡眠障害（Circadian rhythm-based sleep disorders）

　時差ぼけ，交代勤務によって起こる一過性障害。老人ではあまり問題にならない。

- 睡眠相後退型（delayed sleep phase syndrome）
  極端な夜更かし，朝寝坊型である。不登校，頻回欠勤などが起こる。
- 睡眠相前進型（advanced sleep phase syndrome）
  睡眠相後退型よりはるかに少ない。はやく眠りに入り朝3時から5時に起きる。高齢者に多い。
- 非24時間睡眠覚醒型（non-24-hour sleep wake cycle）
  きわめて稀であるが睡眠覚醒周期が24時間よりはるかに長く，30-50時間にも及ぶものがある。失明した人でみられるという。

　これらの障害の最も効果的な治療は，光療法，松果体で分泌されるメラトニンが試みられている。またビタミンB_{12} 1.5-3.0mg/日の内服も行なわれている。

　光療法（bright light therapy）は睡眠相前進型で夕方7時から9時の間に2,500ルクスの光を1-2時間照射する。

　また時間療法（chronotherapy）も行なわれており，時間をずらして入眠する方法もとられている。

　6) 周期性四肢運動障害（夜間ミオクローヌス）とむずむず脚症候群

- 周期性運動障害（Periodic limb movements of sleep）（夜間ミオクローヌス [nocturnal myoclonus]）
  約30秒間隔で周期的にあらわれる下肢の運動が起こり，筋肉がけいれんを起こしている。フトンをけったりする。老人で多くみられ，本人は

気づいていなくても頻回の短い目覚めが起こっており，そのため日中の眠気が起こる．クロナゼパム（リボトリール），ドーパミン作動薬などが用いられる．
- むずむず脚症候群（Restless leg syndrome）
患者が横になって寝ようとすると，ふくらはぎの内側に不快な虫のはうような，ちくちくするような，むずむずした感じが起こる．起立すると一時的によくなる．これは本当の意味の睡眠障害ではない．しかし入眠の妨げになることは事実である．

夜間ミオクローヌスとむずむず脚とはともにみられることがある．治療法としてはクロナゼパム（リボトリール），ドーパミン作動薬，漢方薬などが用いられる．

7) 呼吸関連睡眠障害
- 睡眠時無呼吸症候群（sleep apnea syndrome：SAS）
睡眠中に呼吸が止まる病気で閉塞型，中枢型，混合型に分けられるが，大部分は閉塞型である．閉塞型は上気道がつまって無呼吸が起こる．中枢型は気道に異常はないが，脳の呼吸中枢から呼吸筋に指令が来ないために呼吸が止まってしまう．
- 閉塞性睡眠時無呼吸（obstructive sleep apnea）は次のような点に注意して診断する．
大きないびきが起こる．
日中の眠気が起こりやすい．夜間不眠の訴えが多い．
患者自身無呼吸に気づかないことが多い．
肥満がみられることが多い．猪首型の人に多い．
起床時，あるいは夜間に口のかわきを訴える．
精神症状として抑うつ，不安がある．
身体症状として，高血圧，不整脈，末梢の浮腫がある．
中年以降に起こりやすい．特に男性に多い．

この障害の治療は持続的陽圧呼吸療法（Continuous positive airway

pressure：CPAP），マウスピースなどが用いられ，外科的治療法はあまり行なわれていない。

著者の漢方薬（大柴胡湯，四逆散など，柴胡が含まれているものがよい）による治療は別に述べる。

6. 不眠の薬物療法
1）不眠に用いられる薬物の種類

睡眠薬というのは，眠気を起こし，眠りを促し，中途覚醒を抑え，また睡眠の深さ（段階）に影響を与え，眠りの量と質を改善する作用を持っているものをいう。現在この目的のために用いられている薬物はベンゾジアゼピン系製剤，抗うつ薬，抗精神病薬，抗ヒスタミン薬，バルビツール酸系製剤，その他メラトニンが研究されている。主に用いられているのはベンゾジアゼピン系製剤と抗うつ薬である。

2）ベンゾジアゼピン系誘導体

薬物の致死量と有効量との比率，つまり治療指数からみて，ベンゾジアゼピン系製剤の治療指数はきわめてすぐれており，ベンゾジアゼピン系製剤が一般には広く用いられている。高齢者への使用は最小有効量を用いる。しかしそれにとらわれると効果が充分でないことがある。排泄半減期の長い睡眠薬を長期間使用すると，日中の鎮静作用が生じ，また薬物が体内に蓄積する傾向がみられる。半減期の短いベンゾジアゼピン系製剤は場合によっては翌日記憶障害を起こし，長期使用すると望ましくない耐性形成や睡眠効果の減弱が起こることがある。半減期が短いものが老人では用いられる。昼間の眠気を避けるためにも半減期の比較的短い製剤を選ぶのがよい。ただし昼間の不安がある場合には半減期の永いものを選んだ方がよいこともある。

ベンゾジアゼピン系製剤はなるべく期間を限って用いないと，生理的依存あるいは心理的依存が起こる。しかし不眠の強い患者では長期使用することになる。夜間の顛倒，昼間の眠気（特に運転中），記憶障害に注意する。

数多くの製剤が市販されているが，現在まで著者は半減期が比較的短いブ

ロチゾラム（レンドルミン），ゾピクロン（アモバン），ゾルピデム（マイスリー）などを用いている。しかしその他の製剤でも使いなれればよい。比較的新しい睡眠薬クアゼパム（ドラール）は服薬中止時に明らかな反跳性不眠が認められないという。

3）抗うつ薬

ベンゾジアゼピン系製剤には長期使用によって習慣性（依存性）があるので，近年になってベンゾジアゼピン系薬物のかわりに催眠作用のある抗うつ薬が用いられることが多くなっている。例えばトラゾドン（デジレル，レスリン）などは25-50mgの量で不眠症の治療に用いられている。

三環系抗うつ薬も比較的少量であれば副作用に悩まされることなく不眠を改善する。非三環系の抗うつ薬も用いられる。

アミトリプチン（トリプタノール），ノルトリプチン（ノリトレン），ドスレピン（プロチアデン）などはうつ病に使用する量よりはるかに低用量で効果がある。少量を用いれば抗コリン性副作用もあまり問題にならない。少量の抗うつ薬使用で不眠が治療できれば依存性がない点で使用しやすい。

しかし周期性四肢運動障害（夜間ミオクローヌス）に対して抗うつ薬は悪化するので使用してはならない。

4）漢方薬

第2章以後を参照。

7. 睡眠障害に対処する指針

最も新しい睡眠障害の対応と治療ガイドラインは2001年にまとめられている[2]。これは生活習慣の大切さを教えている。老人で睡眠時間や就床時刻にこだわる人が多い。

不眠症で通院している患者が待合室で待っている間に居眠りをしているのがよく目につく。診療室では不眠の訴えが続いているが睡眠薬の量や種類をふやすと昼間の眠気がますます強くなり居眠りがふえるという結果になる。

《文献》
1) Dement, W.C.: The Sleepwatchers. Menlo Park, U.S.A.: Nychthemeron Press, 1996.
2) 内山眞編集：睡眠障害の対応と治療ガイドライン．じほう，2002．

●低周波──ツボ療法──

　著者は多くの不眠症の人々が何とかして睡眠薬を止めたいと切望していることを毎日の診療で感じていたので，睡眠薬を使用しないで眠れる方法はないかといろいろと考えてみた。わが国ではいわゆる電気入眠器についての研究が行なわれており，すでに不眠症に対しての有用性が認められている[2,3,5,6]。

1. ツボとは何か

　著者のように戦前から近代医学の教育の中で医学を学んだ者にとって東洋医学はあまり身近に感じられるものではなかった。東洋医学でいわゆるツボとは何かという疑問を持っている人は多いようである。鍼を刺したり，灸をすえると効き目のあるところがツボであることは広く知られている。

　体表面には多くのツボがあるが，ツボは皮膚の電気抵抗が特別に低下している部位であることが示され，ツボの位置を示す範囲は直径2-3mmくらいだと言われている。

　ツボはまた電気良導点とか良導点と呼ばれている。良導点は正常な状態の場合には時間とともに変化消長するが，病的な状態では一定の位置に現われ，その部位の電気抵抗は周囲とくらべて明らかに低くなっている。ツボについて妥当な見解は「内臓体壁反射学説」の中にみることができる。これは内臓その他の組織に異常があれば，その異常は神経系と連結した皮膚や皮下組織，筋肉等に投射してそこにいろいろな病変が現われるというものである。

　この「内臓体壁反射学説」が明らかにしている体壁と体内の結びつきは，体内の変化を体壁に反射するだけでなく，その反射している部位への適刺激は種々の神経を介して同時に体内に影響を与えることができるということで，この考え方は，ツボ刺激療法が科学的なものであり，合理的なものであるということを明確にしている。

2. パルス（低周波）療法

　外部からの電気刺激に対して生体が敏感に反応することから，生体へ電気刺激を加えることによって治療や予防に役立てようといろいろな工夫がなされた。神経系の疾患，筋肉痛，運動系の疾患や慢性痛の補助治療として，また肩こり，疲労回復，なども用いられている。パルス療法において用いられている周波数は，かなり広い範囲にわたっていて，1秒間に1-1000ヘルツまで用いられている。また患者の脈拍数程度がよいという説もある。ツボに導子をあてるときに選択する周波数については特定の周波数のものに限定した通電法は私の知る限りではないようである。電気睡眠導入器 sleepy では低電圧のパルスを周波数14ヘルツ-0.1ヘルツまで漸減しながら通電して速やかに入眠させることを目的として設計されている。14ヘルツは覚醒時脳波であるベータ波の最も低い周波数であり，また睡眠中の第2段階に出現する紡錘波と呼ばれる波の周波数でもある。

　この14ヘルツからアルファ波の中間周波数である10ヘルツ（これらは覚醒中に現われる波である）まで漸減通電し，その後睡眠中に多い周波数であるシータ波，より深い睡眠時に出現するデルタ波まで漸減して通電する。つまり目覚めた状態から睡眠に入るときの脳のリズムに同調するように刺激周波数が選ばれている。

　電気睡眠導入器 sleepy は頭部に通電するので，頭部にバンドを固定するのを好まない人もある。また特定のツボを刺激するわけではない。しかし入眠を促進する効果があることは認められている[2,3,5,6]。

3. 7ヘルツの周波数によるツボ刺激

　7ヘルツという周波数をパルス療法に選んだ根拠について解説する。7ヘルツの意味を説明するために人の脳から出ている電気現象である周波数について説明することにする。

　健康な人で安静状態においてみられる8-13ヘルツのアルファ波は目をつむって安静にしているときに開眼したり，暗算したりするときには抑制され，

アルファ波にかわってそれよりはやい波であるベータ波が現われる。

眠気を催してうとうとしているときに4-7ヘルツのシータ波がみられ，眠りがさらに深くなるともっとゆっくりした1-3ヘルツの比較的振幅の高いデルタ波が現われる。7ヘルツの脳波というのは，ちょうど覚醒から睡眠へ移行するとき現われる，意識水準が少し低下したときにみられる波である。シータ波のうち7ヘルツというのは単なる意識水準を示すのみでなく，疲労回復にも関係のある波であるというのが著者の考えである。人で精神作業（たとえば連続して1けたの数字の加算をする）をしているときに前頭部の正中線上から出現するので，frontal midline θ activity という表現から (frontal は前頭, midline は正中線) Fm θ と呼ばれている。ここでは簡単に前頭部シータ波（単にシータ波）と呼ぶことにする。

シータ波は次のような特性を持つことが明らかにされた。

1) シータ波が出やすい人は不安傾向が少なく，神経質でなく，外向的な人であり，この波が出にくい人は神経質で，不安傾向が高く，内向的な人である。

2) シータ波を増加させる薬は抗不安薬やアルコールの適量であり，逆に減少させる薬は中枢神経興奮薬（中枢刺激薬）である。

3) 同じ人でも不安がなく，ゆったりとくつろいだ気分になったときはシータ波が現われやすく，不安緊張が強くなると現われにくくなる。

以上のような事実から7ヘルツというのは心身のリラクセイション（弛緩）が起こり，快い感じのときに現われる波であると考えた。また精神作業中に途中で現われるシータ波は，ある時間精神作業によって緊張が続いた後に起こることから疲労回復機能を示していると推測している。以上の事実から脳内に7ヘルツの周波数のパルスをツボ経由で送れば脳内の深部において同調するリズムが発生し疲労回復機能が働きはじめると推定している[4]。

4. 7ヘルツパルスによる治療の試み

ツボ刺激に前に述べたような考えから7ヘルツの周波数を選んだ。まずツ

ボとしてどのツボを選ぶかが問題である。基本的な治療点と考えられている足の三里を選んだ。

足の三里は「天国のような静けさをもたらすツボ」と言われ心理的な疾患の治療点として注目されている部位である。その他，足の裏の湧泉なども試みた。

通電用の導子を左右の足の三里，あるいは湧泉において，これらをバンドで固定する。

この場合に，導子に充分に水を含ませて電流が通じやすいようにする。出力電流のコントロールは，治療を受ける人が，刺激が適度に加わって感じがよいと判断したところで通電を続ける。足の三里の場合，筋肉がピクピクと動かない程度の強さにとどめておく。通電時間は20分を基準にしているが，これは多少長くても短くてもよい。通電の時刻は夕食後から就寝前までの間がよい。2素子の治療器を用いると，左右の足の裏と足の三里の左右に導子を置いて通電すると効果が一層はっきりするようである。

特定の症状に対して特定のツボの効果が記載されているが，一般に用いられているのは上肢と下肢のツボである。上，下肢には末梢神経が分布しており，身体の不調に関する大切な情報を送るので，上下肢のツボへの刺激は効果があると考えている。

この方法は手軽に導子を固定することができて取り扱いが便利である。その理論的な根拠についてはまだ説明されねばならない多くの問題が含まれているが，脳の中に起こる変化を調べることが困難である。

5. 治療例

これまでこの方法を用いてよい成績が得られた例を次にあげる。

● 症例1　54歳　男性

2年ほど前から高血圧（上が170，下が105）に悩まされる。最近夜中に目が覚めて，なかなか眠れなくて困ると訴えている。時々，頭に血が昇ったようになり，イライラして気持ちが落ち着かないことが多い。さらに時々ではあるが，

便秘が起こりまた肩や首等が凝ってつらいなどの自覚症状がある。そのため治療をはじめた。

通電条件は両下肢の三里のツボを刺激点として，導子をあてた。そのあと，両足裏の湧泉のツボを刺激点として導子をあてた。通電時間はそれぞれ 10 - 15 分間，原則として毎日通電を行なった。

通電中は気持ちがよく，2 週間ほどで眠りも改善するにいたった。おなかが張って気分がわるくなっていたのが解消され，快便状態に戻った。それと同時に，肩や首のこりもとれ，最近は食事もおいしくなってきた。約 2 ヵ月におよぶ通電で，自覚症状もすっかりとれて，血圧も（上が 140，下が 100）までに下がってきた。本人はとても感謝している。治療の副作用は皆無。

⦿高血圧，睡眠障害，イライラ，便秘，筋肉のこりがそろってよくなっている点は注目される。

● 症例 2　36 歳　女

いつも手足が冷え，夏でも指先が冷たい。冬になると，しもやけにもかかりやすくなる。手足が冷たいために，寝つくまで時間がかかり，寝不足になることもある。また，何を食べてもおいしくなく，すぐにお腹がいっぱいになり，疲れやすいと訴えている。

通電条件は，両下肢の三里のツボを刺激点として，導子をあてた。治療時間は，10 - 20 分間，原則として毎日通電した。

治療中は気持ちがよく身体が温かくなってきたような気がした。特に，足のだるさが緩和され，しびれ状態が解消されてきたような気がする。また，寝る前に通電すると時々ではあるが，そのまま眠ってしまったことがある。非常に気持ちがよいと感じている。そのせいかもしれないが，最近は食事もおいしくなってきたが，まだ完全ではない。3 週間あまりの通電で自覚症状もだいぶとれたようだ。今後も続けるつもりである。人にもすすめたいと述べている。治療中の副作用は皆無。

下肢のだるさ，しびれがとれ，食欲もでてきたとのこと，眠りもよくなり，手足も温かくなってきている。

◉しかしこの方法ではリラクセイションを目的としており，必ずしも眠りによいという証拠はない。睡眠に対する効果については必ずしも明らかではない。

6. あたらしく改良されたパルス・エッグ

頭部や下肢に電極を置くのは，日常手軽に使用するのには不便である。

もっと手軽に用いられる手掌のツボに通電するストレスリムーバー（通称パルス・エッグ）がホーマーイオン研究所で製作された[1]。

主な仕様は，出力電圧最大75V（無負荷時），持続100 μ sec の矩形波パルス14ヘルツから1ヘルツまで3分間かけて周波数を漸減させる。"リラックス"モードと，同様の矩形波パルス14ヘルツから73ヘルツまで1分間かけて周波数を漸増させる"アクティブ"モードの2つの出力モードを切替えにより選択できる装置である。入眠を促すには"リラックス"モードにして用いる。

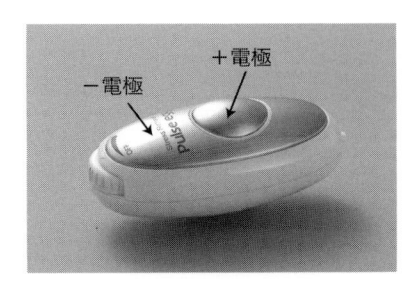

図1　パルスエッグ

外観は卵型の形状をしており，手掌部に機器をのせ，手を握ったときにその中に納まる大きさに設計されている。通電のための電極は，面積約$3cm^2$楕円形をした＋電極と，その外周を取り囲むように配置された面積$14cm^2$の－電極からなり，この電極間は絶縁されている（図1）。

使用法は機器を左手あるいは右手の手掌部にのせ，＋電極が手掌部のほぼ中央のくぼみにある労宮のツボにあたるように置き，そのまま手を握れば機器の準備は完了である。

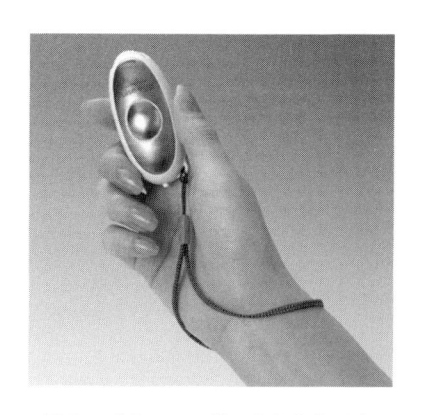

図2 パルスエッグの大きさを示す。この表面を手掌にあてて握る。

機器の出力は無段階の調整器により任意に設定ができ，治療での出力強度の設定基準は痛みを感じることのない，少し我慢すれば耐えられる程度である。またタイマーは15分にセットされている。したがって"リラックス"モードの場合は3分間のパターンを5回繰り返し，"アクティブ"モードの場合は1分間のパターンを15回繰り返すことになる。"アクティブ"モードは眠気を覚ますのに用いる。パルス・エッグによる催眠効果はまだ経験的にしか検討されていないが，入眠を促進する効果が報告されている。"リラックス"モードで使用すると心電図 R‐R 間隔による自律神経系の評価では，副交感神経活動レベルが有意に上がることが確認され，交感神経活動レベルについては有意な変化が認められなかった。また脳波では前頭，中心部をはじめ広い部位でアルファ波帯域の活動が増加していた。

パルス・エッグを手掌部にのせ，＋電極が手掌中央のくぼみにある労宮と呼ばれるツボにあたるように置き，15分間の通電を行うと（図3）のように手掌部の温度変化が起こり，明らかな温度上昇がみられた。つまり副交感神経の活動水準があがったことがわかる。

手掌の電気通電であれば手軽に使用できてしかも入眠を促進するので実用的である。筆者もパルスエッグを"リラックス"モードにして不眠症の外来患者に試みているが，眠りがよくなったという例もある。中途覚醒のあとの入眠をよくする効果も認められている。

付　録　*191*

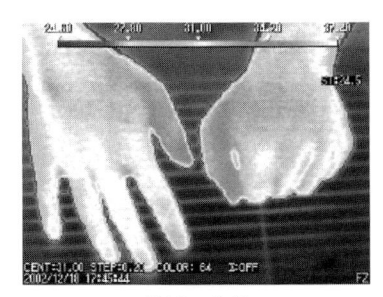

使用 5 分前

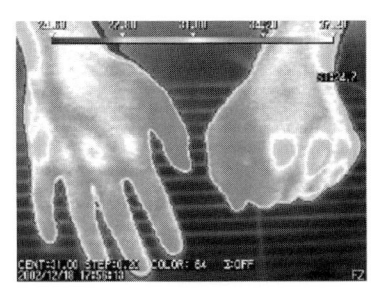

使用 5 分後

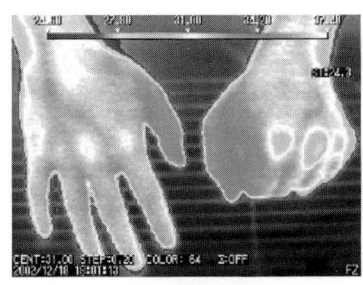

使用 10 分後

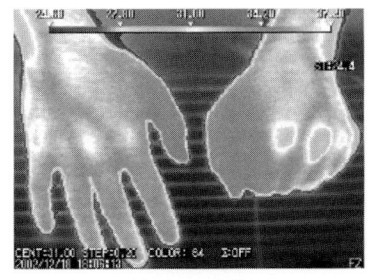

使用 15 分後

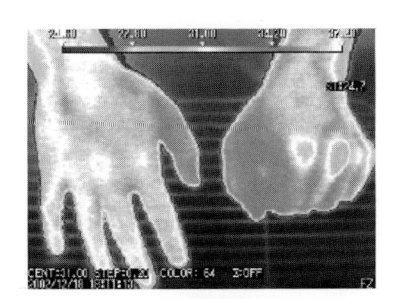

使用後 5 分

図 3　パルスエッグ使用時（リラックスモード）の手背部温度変化

《文献》

1) 秋本龍二，細木力，神谷章平ほか：手掌電気刺激装置による生理的変化の研究．筑水会神情報研年報, 20：1-11, 2001
2) 遠藤四郎，末永和栄，大熊輝雄ほか：電気入眠器（"sleepy"）による入眠促進効果―昼間睡眠を指標として―．精神医学, 28(6)：695-704, 1986
3) 飯島佐美，菱川泰夫，杉田義郎ほか：電気入眠器（sleepy）の不眠症に対する治療効果―2重盲検，交叉法による臨床治療試験―．精神医学, 28(12)：1369-1375, 1986
4) 稲永和豊：眠りのわるい人へ　不眠症の治療（その1）．筑水会神情報研年報, 17：17-34, 1998
5) 清水徹男，大川匡子，菱川泰夫ほか：ポリグラフを用いた電気入眠器（sleepy）の入眠．促進効果の検討―健康成人の昼間睡眠を指標として―．臨床精神医学, 15(5)：701-713, 1986
6) 白川修一郎，大川匡子：頭部電気刺激装置（HESS‐100）の睡眠，覚醒および体温リズムに対する効果，新しい医療機器研究, 3(1)：95-102, 1995

● 埋　め　草

1.「随筆イビキ博士」をめぐって

　池松武之亮著「随筆イビキ博士」は 1956（昭和 31）年に現代社から初版が出されている。序文を書いたのは徳川夢声である。その序文を読むと次のような文で興味をひく。

　　著者とは，俳句の方で面識があり，お医者さまであることも承知していたが，イビキ博士とは驚いたり。ゲラ刷りを拝読したが，とても面白い。喜んで愚文を草する。

　　　猛獣のイビキ暖房寝台車

　あまりにも物凄いので，こんなイビキをかく奴はどんな野郎かと，翌朝見張っていたら前大臣某社会党議員だった。

　　　夏の夜半響くイビキもナイヤガラ

　箱根で泊まり合わせた某博士，私はそのイビキに悩まされたが，翌朝その博士の曰く，昨夜は夢声老のイビキで一睡もしなかった，と。

　　　雪崩型イビキは後家の中年増

　どうも，俳句のつもりが川柳じみてくる蓋しやむを得ない。

　　　ヘボ碁打ち風鈴型のイビキなり

　もはや，こうなっても川柳型となりにけり。風鈴で一応季語はあるんだが。

　　　名月を鈴虫型のイビキかな

これなら俳句でしょう。なにやっぱりイケマセンカ？　弱りましたなあ。

　松籟の如きイビキや春の夜

夏の夜でも，秋の夜でも，冬の夜でも一向さしつかえないようだが，春が一句もないのでこうしました。ヤレヤレ。

これは夢声63歳のときに書いた序文である。大体40過ぎてからはじまっているが，大酒のあとは若い年からいびきがあったという。
　また平野威馬雄はこの本の終りに「跋というもの」と題して次のような文を書いている。

　いびきは純然たる名詞のようだ。ちょうど「あくび」や「くしゃみ」がそうであるように。……どうかすると，「息引く」という古い動詞があるような気がするからである。それは「しぶき」が「しぶく」に，「咳」が「しわぶく」という風に，動詞化できる点とちょっと似ているからである。とに角，いびきはなかなかの妖怪である。この妖怪は，もし池松さんのような殊勝な専門家の出現に恵まれないでこのまま何百年か放置されていたら，きっととんでもない具体的なタタリで人間の生活をあらかた暗い悲劇に追い込んでしまうことだろう。ひとり者，つまり独身者は，いびきの意識にわずらわされないだろうからさらにおそろしい。ハタ迷惑ということになって，はじめて，自分がイビキの演奏家だとわかるのだから。およそ，つねに，おそかりし由良之助である。知らぬ間に，とんでもないイビキの深淵におちこんで，原因不明の病気のつもりでなやむのがおちである。そのイミでも，この本が世の中に一日も早く出て，イビキになやみ，なやまされる人々の救いとなってくれる必要があると思う。

2. 鼾（いびき）の記録

「随筆いびき博士」の中には，興味をひかれる記事が多いが，2，3冊しか残っていないというので，池松研究所よりその一部をコピーして送ってもらった。その中の「鼾の記をたずねる」をみると，鼾の記録は古くからあり，「枕草子」「源氏物語」「湖月抄手習」「太平記」などにも，いびきのことが書かれている。松尾芭蕉はいびきの図をかいているという。

その当時 1995（昭和 31）年頃の新聞などの記事が紹介されている。

「いびきは直接生命には関係ないが社会生活をいとなむのにはやっかいなものである」（林義雄「人生百年」新聞記事）

「他人の寝いきや少々のいびきなどお互いに問題にしなくてもよいような，各人の寝室がほしいものである」（杉靖三郎　新聞の健康相談欄）

「いびきは軟口蓋の緊張が減退した場合が最も多く，病気が原因である場合は注意せねばならない」（堀口伸作　日経 31/6/24）

「いびきはあまり感心しないが，生理現象だから何とも仕方ない。お家の方達はそのいびきをもって疲れの深さを計るらしいとか，汽車旅行のいびきスナップで鼾人が下車するとき，乗客にピョコンと頭を下げて降りて行き，いびきまた愛すべし」（壺井学）

「いびきは愛情である」という書き出しで次のようなことが書かれている。「女性のいびきをかくパーセントは外国では 98 パーセント以上は否と答えるが，実際においては 79 パーセントまではいびきをかくと述べている。そして最後に臆病者はいびきをかかないという 12 月の放送のクマとゾウと兎のことを引用してあったという」（永井竜男）。

池松武之亮自身は 1952（昭和 27）年 4 月のある日，23 歳女性の相談をうけた。この女性は池松医師の質問に答えようとせず，うつむいたまま長い沈黙が続き，ついには泣きだしてしまった。仕方なくつき添って来た母親を診察室に呼んで尋ねてみると，次のようなことを説明した。

この女性は 2 日前に結婚式を挙げたが，夜間，眠りに入ってこの女性

(花嫁)のいびきがあまりにもひどいので，これでは生涯をともに暮すことはできないと媒酌人を通して家に帰されたということである。すでに東京の有名大学病院2ヵ所を訪ね相談しているが，「いびきは病気ではない」と相手にされず，取りつくすべもなく帰ってきたという。いびきによる破談という例を体験している。

3. 池松武之亮の残した教え

1990年，池松はいびきに関して次のようにまとめている。

1) どうしていびきは起こるのか

いびきとは基本的に正常な呼吸の障害による騒音である。したがって，その音も大小さまざまである。わかりやすく述べれば，呼吸気道に関する神経反射や呼吸気道の乾燥，過剰湿潤，呼吸気道を障害する疾患等があればあるほどその障害音，つまりいびきも大きくなる。

つまり大きいびきは呼吸気道の何らかの障害物がそれだけ大きいということであり，その原因を除去することによって，いびきは消失，または減少する。

2) いびきと睡眠時無呼吸症候群

夜間睡眠中に断続的に呼吸停止を繰り返す病気として，睡眠時無呼吸症候群がある。これは肥満者に多く，呼吸の一時停止に前後して起こる激しいいびきが特徴である。このいびきの中断によって，家族が無呼吸に気づくケースが多いようである。昼間の眠気，朝起きたときの疲労感，動悸が激しい，喉がいがらっぽい等の症状がある。夜間睡眠時無呼吸症候群の治療法としては，内科的，外科的治療法もあるが，口腔外科的にマウスピースのようなものを就寝中に装着するという方法も治療効果が期待される。

3) 高齢者といびき

まず40歳から50歳代のいびきは，飲食物の過剰による肥満，労働の過剰による疲労，気道狭窄等が多くの場合において原因となっている。60歳前後になると，肥満はそのまま残り，運動不足も重なり，呼吸流を司る神経反

射の鈍麻等が原因の主なものとなってくる。60歳から70歳においては，咽頭喉頭の乾燥が主な原因として考えられる。

　70歳を過ぎると，大いびきをかく人は少なくなるが一般に開口睡眠をとることが最も大きな原因となる。また長寿と言われている人の74％はいびきをかいていない。これらのことからも，幼児期から閉口鼻呼吸をすべきであると強調している。

4. いびき音の種類

　いびき音の特徴を表わすのにいろいろな表現が用いられている。音響学的分析は研究として行なわれているが，実用になるような成果はまだみたことがない。池松研究所では多数のいびきが録音されており，それらを分析してゆくことは興味がある。池松によると，代表的ないびき8種類を分けている。

　1) 蛙鳴（あめい）型——たんぼの中で鳴いている食用蛙の鳴き声に似ている。咽頭の形——肥大垂型，蓋弓水平型，小下顎。

　2) 猛獣の悲鳴型——動物園から聞える猛獣の遠ぼえに，恐竜の鳴き声が混じったもの。

　声帯の部分の麻痺からくるいびき。

　3) 爆音型——すさまじい爆音にスカットミサイルがとび出す瞬間の音が混じるいびき。

　4) 豚型——いびきというより，豚の鳴き声そのまま。

　呼吸リズムが速く，往復いびき。

　肥満，肝臓障害がある。覚醒時疲労感強度。

　5) トド，アシカ型——動物園でも水の中に住む動物の声。

　突然首がまわらなくなると同時にかきはじめたいびき。

　6) 舌肥大型いびき——舌がのどの奥に落ち込んで呼吸障害を起こす。苦しそうないびき。

　末端肥大症

　7) 龍虎相討ち型—— 2匹がまるでけんかをして戦っているさま。女性の

いびきとは思えないすさまじさ。

のどにも鼻にも異常はみられず。

　8）読経型（うめき）——いびきとはメカニズムが違う。呼気のみに出る音で，長い間息を吐き続けながら声も伴う。

ストレスによるものが多い。

永年の経験から生まれたもので感心させられる。

あ と が き

　この本をまとめるにあたって，株式会社ツムラより多くの資料を提供していただきました。
　「埋め草」のなかでの文章「随筆いびき博士」「池松武之亮のことば」などは池松武之亮いびき研究所の池松亮子所長の御厚意により資料を送っていただきました。
　またパルスエッグに関する資料はホーマーイオン研究所＊神谷章平氏よりお送りいただきました。
　最後になりましたが，この本を刊行するにあたって星和書店石澤雄司社長，また編集にあたってこまかい点まで注意していただいた近藤達哉氏の御協力に感謝いたします。
　これらの方々に対して心からお礼申し上げます。

稲 永 和 豊

＊ホーマーイオン研究所
　〒154-0045　東京都渋谷区神泉町17番2号　ホーマーイオンビル
　TEL：03-3464-6655／FAX：03-3463-4207

著者紹介

稲 永 和 豊（いななが かずとよ）

1946 年	九州帝国大学医学部卒業
1953 - 1955 年	米国イリノイ州立大学，カリフォルニア州立大学ロサンゼルス校に留学
1966 - 1988 年	久留米大学医学部教授（神経精神医学講座）
1988 年 - 現在	筑水会病院において臨床精神医学担当，同病院神経情報研究所長

現職：久留米大学名誉教授，筑水会病院神経情報研究所長

主な著書・編著書：『臨床脳波判読の実際』（金原出版，1968），『向精神薬の理論と実際』（医歯薬出版，1973），『精神医学』（金原出版，1976），『向精神薬』（医歯薬出版，1988），『高齢者への向精神薬の使い方』（医薬ジャーナル社，1996），その他多数

安 西 英 雄（あんざい ひでお）

1976 年	東京大学農学部卒業
1980 年	金沢大学薬学部卒業
1980 - 1982 年	（株）日本全薬工業
1982 - 1998 年	（株）ツムラ（学術本部・開発本部・国際本部）
1998 - 2002 年	ツムラニューヨーク所長

現職：Anzai & Associates, Inc. 代表
　　　Maitake Produce, Inc. 副社長

漢方薬の基礎研究・臨床研究・シンポジウムを世界各地で実施。米国 FDA（食品医薬品局）からは史上初の植物製剤に対する IND（臨床試験実施許可）を取得し，米国における補完代替医療研究の先駆けとなった。

睡眠障害の漢方治療とサプリメント

2004 年 7 月 6 日　初版第 1 刷発行

著　者　稲 永 和 豊　　安 西 英 雄
発 行 者　石 澤 雄 司
発 行 所　株式会社 星 和 書 店
　　　　〒168-0074　東京都杉並区上高井戸 1-2-5
　　　　電話　03 (3329) 0031（営業部）／(3329) 0033（編集部）
　　　　FAX　03 (5374) 7186

ⓒ 2004　星和書店　　　　Printed in Japan　　　　ISBN4-7911-0543-5

実践 漢方医学
精神科医・心療内科医のために

山田和男、
神庭重信 著

四六判
200p
2,600円

漢方医学の知識
漢方を学び、扱うすべての方に

慶應義塾大学病院
漢方クリニック
監修

A5判
356p
3,800円

月刊「臨床精神薬理」第4巻増刊号
不眠症の適切な治療と期待される睡眠薬

「臨床精神薬理」
編集委員会 編

B5判
184p
3,400円

季刊「こころの臨床 à·la·carte」第22巻3号
〈特集〉眠りの医学
睡眠の異常と睡眠薬の話

「こころの臨床
à・la・carte」
編集委員会 編

B5判
144p
2,200円

こころの治療薬ハンドブック 2003年
向精神薬の錠剤のカラー写真が満載

青葉安里、
諸川由実代 編

四六判
248p
2,600円

発行：星和書店　http://www.seiwa-pb.co.jp　価格は本体（税別）です